Aromatherapy

生活里的
芳疗小百科

由内而外，温柔保养身心的植物芳疗对策

陈韦瑄 著

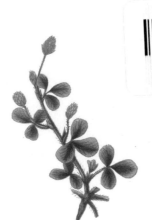

中国轻工业出版社

目录
Contents

让芳香疗法陪伴我们，以更平和、温柔、有力量的方式，去面对生活中日复一日上演的剧情。甚至，某一天你会发现，原来自己有能力把生活过得更舒适、愉快、轻松。

基础篇

芳香疗法的关键就是在于"心"。让这些具有挥发性的芳香物质与我们的身心对话，进而启发我们的自愈能力，以帮助身心恢复平衡与健康。

→ 延伸阅读：如何挑选高品质的芳疗产品

精油、植物油、纯露与基底油，刚认识这些名词时，很容易被过去对文字的理解给弄糊涂，但因为芳疗本身是近代由英国和法国发展起来的新兴疗法，所以以英文来理解名词，也许能更快地掌握要义。

→ 延伸阅读 1：常见制作方法及带来的差异：水蒸馏法、蒸汽蒸馏法、压榨法与溶剂萃取法

→ 延伸阅读 2：为什么这次的芳疗产品气味与之前不一样?

→ 延伸阅读 3：我真的不喜欢这次芳疗产品的气味，怎么办?

附录

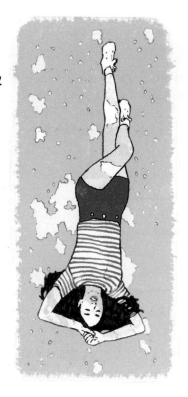

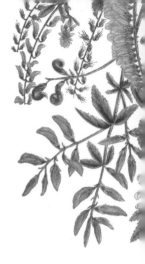

序:

让灵魂彻底被抚慰，芳香生活的一天

　　起床，用芳香的纯露喷洒脸部。一下，再一下，让细致的水雾慢慢地洒落肌肤，唤醒还在被窝里打滚的灵魂。趁着水滴快要滴落皮肤的时候，用两三滴芳疗面油一起均匀涂抹全脸，体会水乳交融渗透进肌肤底层的润泽感受。盥洗时，在漱口水中加入一些胡椒薄荷纯露，让口气更为芬芳清新。在厨房准备早餐，将水煮蛋淋上一些橄榄油，再撒一撮海盐，烤箱里的面包正散发出昆士兰坚果油的诱人香味，酸奶里除了新鲜水果，还有几滴覆盆莓籽油，增添了风味与口感的层次。简单又满足的一餐为接下来的一天充满电。

　　从拥挤的人潮、车潮中脱身，踏进工作区域，来一点菩提纯露，让自己心情平缓下来，以从容的态度处理一件又一件公事。开会时，为自己准备一杯纯露水，柠檬马鞭草或香蜂草纯露，让人在沉闷或烦躁的对话气氛中，保持清明自在。午餐之后，血液都跑到胃部，头脑感觉有些昏沉？迷迭香、月桂纯露既能帮助消化，也让头脑保持清醒，办事效率不减反增。下班了，但工作中的烦闷心情还萦绕不去？回到家，用香气洗涤自己的心灵。薰衣草、佛手柑、花梨木，轻柔的气味让波动的情绪慢慢和缓下来。给辛苦工作的自己一个奖励，用滑润的植物油涂满全身，加上几滴自己最爱的植物精油，然后泡澡或者淋浴，洗掉一身烦恼，让身心回归自然。

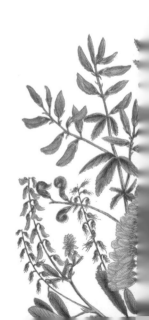

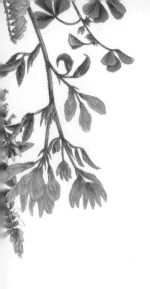

Aromatherapy

　　把握睡前的黄金时段，用化妆棉或面膜纸将纯露吸收得饱饱的敷在脸上，一边放着自己喜欢的音乐，一边挑选陪伴入睡的精油，或许花上10分钟左右，享受与自己独处的时间。接着，再用纯露喷湿全脸，把面油融合纯露一起按摩脸部，将今天隐忍许久的情绪从脸部缓缓释放。让这些植物精华在接下来的睡眠时间持续滋养肌肤，第二天醒来，会忍不住一直摸自己变得更为滑嫩的脸。起床，好像也变得比较容易了。

　　或许，是因为痤疮接触精油；或许，是因为痛经所以喝了第一口纯露；或许，是因为想增加生活情趣买了香薰机，不管起点是哪里，都是出于"希望能够更好"的本心，而与植物的芳香分子有了共鸣。芳香疗法或许无法让我们成为童话故事中的主角，从此过着幸福快乐的日子，但可以陪伴我们开始以更平和、温柔、有力量的方式，去面对生活中日复一日上演的剧情。甚至，在某一天忽然察觉，原来自己有能力把生活过得更舒适、愉快、轻松。

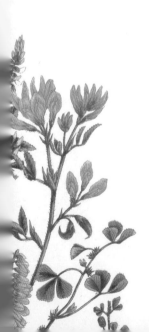

　　只要每天在生活中加入一点芳香疗法的元素，就能开始这样温和而真实的改变。可能是一杯纯露水，可能是几滴按摩油，或者就是几个吸嗅精油气味的深呼吸，让植物的力量慢慢消融内心的纠葛。心，舒展开了，情绪的流动也就更柔顺了。

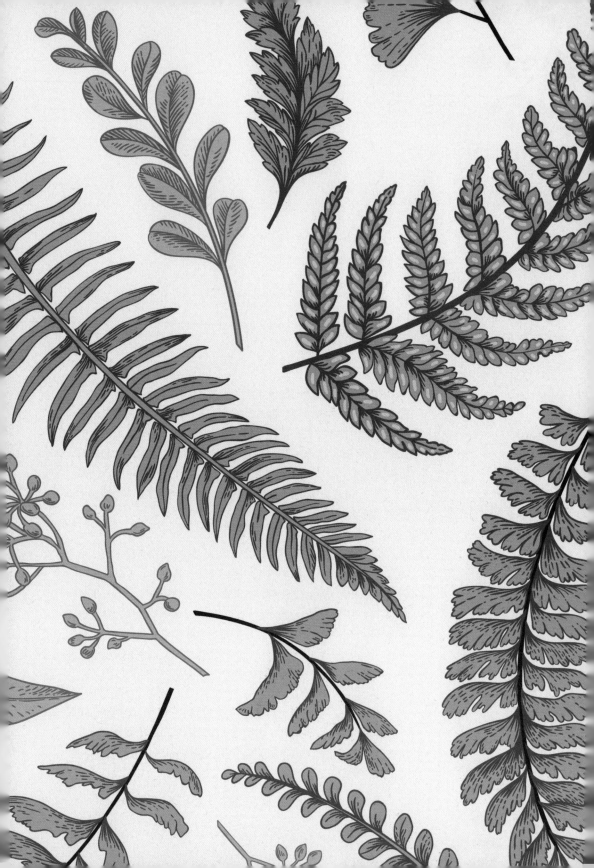

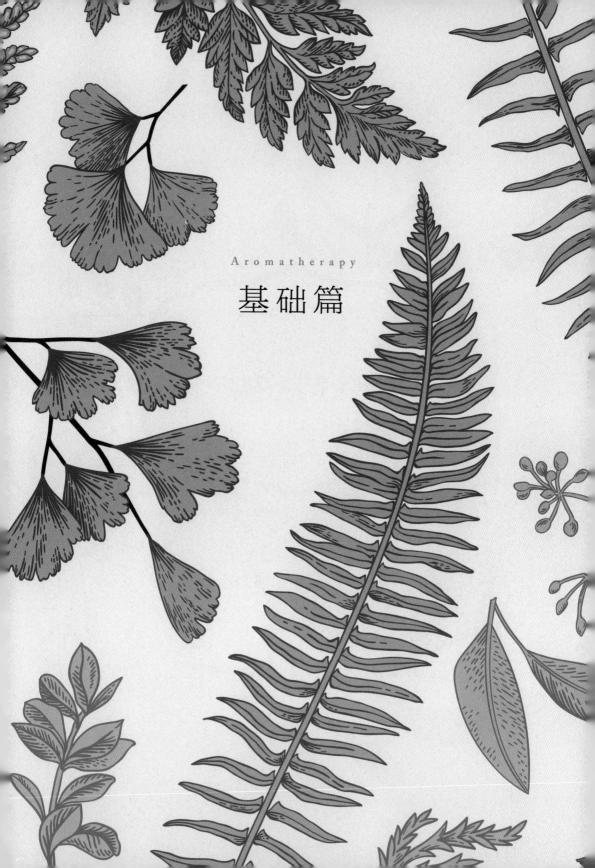

Aromatherapy

基础篇

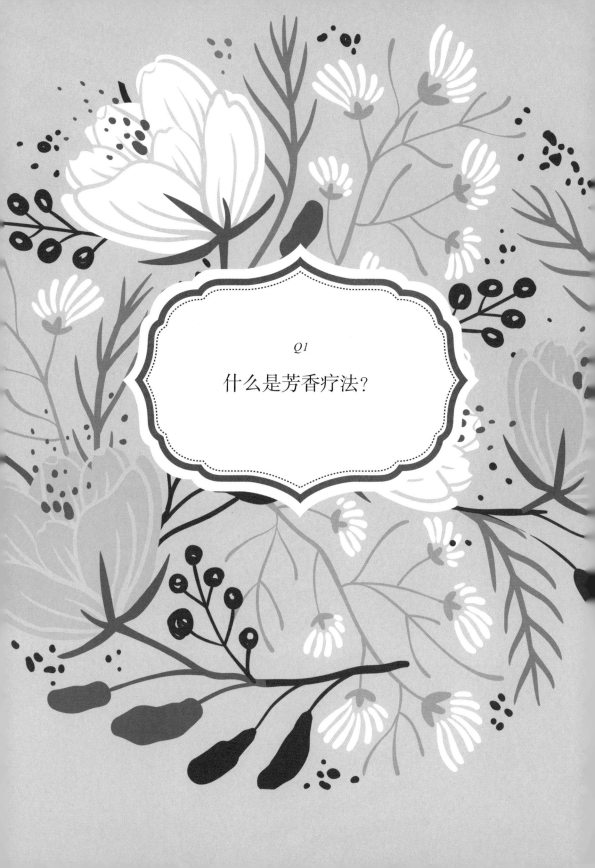

Q1

什么是芳香疗法？

"芳香疗法"，或许因为有"芳香"二字，可能最常与各种"香香的"产品或服务联系在一起。例如，香氛蜡烛、造型优雅的扩香竹或熏香台、水雾缭绕的香薰机、一罐罐装在深色瓶子里的按摩油、气味浓郁的精油，或者闻起来香香的SPA会馆。这些都是芳香疗法的不同形式，但芳香疗法也不仅于此，它不只是用来装点生活雅趣的用品，还是一种个人的生活方式。或者说，芳香疗法能够帮助我们探索内心，重新了解自己，进而让生活产生良好的变化。

那么，究竟什么是芳香疗法呢？它是使用从芳香植物萃取出的天然植物精油，以吸嗅、稀释涂抹精油或者口服纯露的方式，让这些具有挥发性的芳香物质与我们的身心对话，进而启发我们的自愈能力，以帮助身心恢复平衡与健康。芳香疗法除了可以让空间闻起来芬芳宜人，拿茶树精油涂抹痤疮、护肤是芳香疗法，用按摩油消除肩膀酸痛也是芳香疗法，在使用这些产品的同时，通过植物帮助我们认识自己的状态，从而让自己产生舒缓的感觉，这就是芳香疗法的迷人之处。

是的，身、心是互相关联的。身体不舒服，心里通常也不能快活起来，更会影响到我们的思维、意识状态。举例来说，在肚子痛的时候也无法保持笑口常开，更不能专注地思考；同样的，当难过时，我们的身体也会觉得比较无力，甚至心脏也会感觉到疼痛，思绪像是被抽空一样无法动弹。

请想象身心是一间房子，当我们经历一些太痛苦的事，为了保护自己，大脑可能会把相关记忆的房间一间间给尘封起来，以免因碰触而更加不舒服。但也由于这样表象的切断，我们看起来与部分的自己分离了，实际上痛苦却还在原地等着我们把它带出来。芳疗，是让我们重新有能力打开"那个房间"，穿透痛苦，然后跟它道别，而我们也得以重新变得完整。

帮助生命得到更好发展的"精油"

那么，为什么植物精油能够帮助我们自我恢复？植物是一种生命体，除了维持生存的机制——光合作用与呼吸作用——还发展出一些机制，和生死存亡没有直接的关系，但是能让生命有更好的发展，"精油"就是这样的产物。

比如说，植物通过气味能吸引昆虫、鸟类帮助授粉以繁衍下一代，或者驱除害虫；当土壤中的微生物影响到植物生存时，精油也能够帮助抵抗，甚至修复损伤。再来，与光合作用及呼吸作用不同，精油在各种植物之间有很大的差异，就像一种植物的个性。这样的物质可以说是植物适应环境、与环境沟通的一种方式，也是植物自我修护的工具。因此当我们在使用精油或纯露时，其实也是同时与植物对话，帮助自己走过正在面对的困境、协助自己与分离的自己沟通。除了处理失衡的情况，也可以让自己有更正向、更神采奕奕的状态。

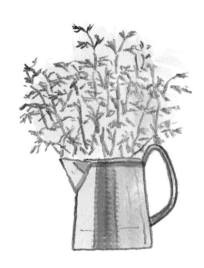

　　通过"气味"这种方式与植物的精神互动是芳香疗法很重要的特色。精油具有挥发性，嗅觉在芳香疗法中占有举足轻重的地位。气味可以被鼻子很精准地捕捉到，但是眼睛看不到，耳朵听不到，肉体也无法触碰到。的确，精油对于我们的精神与情绪也会有很好的影响。

　　其实，以现在科学之发达，要在实验室里制造出类似植物特有的香气，或是代表性的芳香分子已经是很平常的事情，更有其他方法可以合成抗痘、美白、除疤、淡斑等物质。芳香疗法的诱人之处在于，使用者在其中可以主动挑选使用产品，而不是被动地接受医生开的药方。此外，自己并非消极地承受物质对于身体的影响，而可以与植物互动，这一点，是目前科技无法做到的。

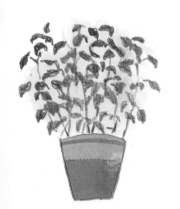
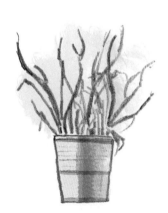
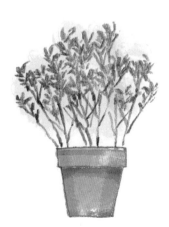

　　那么，精油是怎么与我们的身心互动的呢？当植物精油挥发至空气中，我们的鼻子捕捉到了芳香分子，这些小分子就会由鼻腔进入身体，一部分到了嗅球，它很接近我们的脑部边缘系统，尤其是杏仁体与海马回这两个部分。杏仁体是我们的情绪控制中心，并引发一连串的神经反应；海马回则是长期记忆中心，曾经去过哪些地方游玩，认识了哪些人，会储存在这个部位。

　　当芳香分子刺激嗅球时，同时也会影响杏仁体与海马回。我们对于气味的情绪反应也与记忆有关，因此，过了一段时间对于同一种植物的气味产生截然不同的反应，是很有可能的事情，因为情绪与记忆两者在我们脑中原本就是那么的接近。

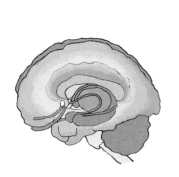

香气可刺激脑部边缘系统

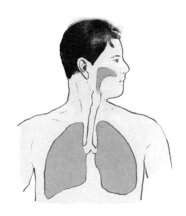

芳香分子通过吸嗅到达肺部

　　另外一部分芳香分子会到达肺部，由肺泡进入肺部毛细血管，并进入全身循环，所以别小看吸嗅精油这个小动作，其实对于身体已经产生很大的影响。还有一种精油进入身体的方式是透过皮肤吸收，例如，以纯露喷洒肌肤，或者用精油与植物油调制成按摩油涂抹皮肤。由于精油的分子很小，所以可以有效地透过肌肤到达真皮层，再进入血液循环系统，因此针对皮肤保养，或者皮下的一些情况（像瘀青等），都可以给予很直接的帮助[①]。

具有公信力的国际有机认证机构

由于芳香分子能够很快进入身体并产生影响，因此，精油的品质也就更加需要注意了。芳疗产品来自于农作物，而农作物可能受到污染的来源非常多，如灌溉用水、土壤中的重金属，都会让农作物受到影响。而现今大部分的农业种植方式会使用化学肥料与农药，这些东西都会残留在植物精油中。也因此，在芳疗时，确保手中的产品没有受到农药、重金属等污染是很重要的一件事。

另外，因为"与植物的精神对话"是芳香疗法很重要的特色之一，所以我们在挑选时，也不希望选购到由人工合成的或者经人工调整后的产品。就像喝果汁是希望吸收水果的营养，而不是想喝进一堆色素、香精还有增稠剂。芳疗产品从植物栽种到蒸馏、压榨、包装、运输是很长的生产链，要一一确保各环节的品质对于在末端的消费者来说，是有一定难度的。

所幸，目前全球已发展出许多具有公信力的有机认证机构，帮助我们把关产品的品质。例如，法国国际生态认证中心（Ecocert），算是有机认证的入门款[②]，另外如欧盟有机认证、法国有机认证（AB）、英国土壤协会有机认证、美国农业部（USDA）有机认证、澳洲有机认证（ACO）、日本有机认证（JAS）等，都是享誉国际的有机认证机构。

注 | ① 关于肌肤保养相关的介绍请参考P.122。
② Ecocert认证又分为天然化妆品与有机化妆品两类。天然化妆品认证中，总成分需有95%以上是天然成分或天然来源，产品中的所有植物成分至少要有50%以上通过有机认证，且总成分要有5%以上是有机认证的。有机化妆品的认证规定更严格一些，总成分中需有95%以上是天然成分或天然来源，另外所有植物成分至少要有95%以上通过有机认证，且总成分要有10%以上是有机的。

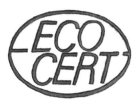

Ecocert 有机认证

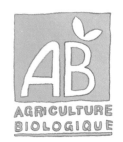

法国 AB 有机食品、有机农产品认证

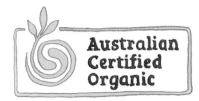

澳洲有机认证（ACO）

　　有机认证的学问很大，有些公司自行成立检验公司来检测自己的产品，可信度低，因此在挑选产品时要看清楚，并不是所有标志都是认证标章，有些是自己公司认证自己的产品，有些甚至只是一种包装设计。另外在芳疗中常见的有机认证表现形式，是出示有机认证证书，但瓶身上并没有有机认证标志，这是因为原料本身是有机来源，但是并非原装，而是经过分装，所以无法在瓶身上印制认证标志。

　　无论是精油、纯露还是植物油，分装过程如果接触大量的空气，对于品质或多或少都会有些影响，严重的甚至会让产品受到污染，甚至导致变质无法使用。另外，瓶身上的有机认证标章确保了未开封的瓶子里填充的是完全符合其有机认证标准的产品。如果一瓶精油只有部分是有机产品，掺杂了其他非有机产品，在瓶身上是不能标示有机认证标章的。换句话说，瓶身上没有有机认证标章，瓶内产品里有多少比例是有文件出示的有机来源，那就看各厂商有多爱惜自己的羽毛了。

如何挑选高品质的芳疗产品

市面上的芳疗产品供应商不胜枚举，各有特色，但其中也有很多是混淆视听的不良商家，下面这些简单的方法，可以帮我们降低购买风险。

首先，每种植物产出精油的比例不同，因此，同样一瓶5毫升的单方植物精油，不同植物所需要的原料数量也不同；成本不同，也会反映在价格上。于是，像柠檬精油与玫瑰精油，同样的容量包装价格就不同，只有在实验室合成香气成分时的成本比较接近。如果看到每种单方植物精油价格都一样，或者价格相对一致的供应商，通常我的"假货雷达"都会报警。

再次，每一种芳香植物能够萃取出精油的部位也不相同，如柠檬是果实、玫瑰是花瓣，如果供应商标示萃取自柠檬枝或者玫瑰叶片，大家还是换一家购买比较妥当。不过，价格可以自己定，萃取部位很容易就能找到资料，而关于产品标示常被提到的重点——植物的拉丁学名，也逐渐为人所知，这些只要有一台标签机，都可以打印出来。不过，有机认证绝不是商家自己说了算，前面介绍的一些具有代表性的有机认证也可方便消费者挑选品质达标的产品。

另外，还有些商家把植物油加到精油里面当成精油卖，而未标示稀释浓度。这种情况比较容易被发现，因为植物油的质地是润滑的，跟精油具挥发性的特点相差甚远。比较难发现的是掺杂气味接近的精油，然后以高价植物精油的名义卖出。

我们最常听到的是把玫瑰天竺葵精油掺到玫瑰精油中，破解方式是：由于玫瑰精油里面有玫瑰蜡的成分，在低温环境下（约18℃）会产生结晶，如果掺了其他精油，因为玫瑰蜡的含量不够高，因此不会有结晶的情况。

所以，在购买芳疗产品时，真的是要小心再小心。现在网络资讯发达，许多芳疗爱好者很乐于分享知识以及使用经验，购买前不妨多利用网络搜寻，了解一下商家的供货品质。

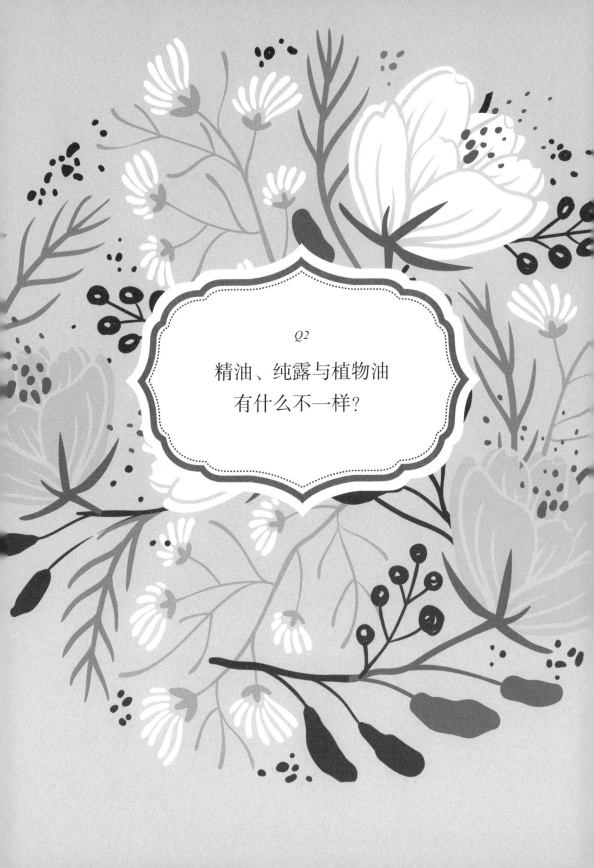

精油、纯露与植物油
有什么不一样？

　　一开始接触芳疗，可能会被许多新接触的名词弄得头昏眼花。其实，在芳疗中最常见的3个主角：精油、纯露与基底油。刚认识这些名词时，很容易被过去对文字的理解给弄糊涂，但因为芳疗本身是近代由英国和法国发展起来的新兴另类疗法，所以名词以英文来理解，也许能更快地掌握到要义。

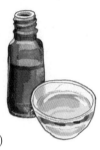

精油（essential oil）与基底油（carrier oil）

　　精油（essential oil），是植物具挥发性的液态芳香分子，经压榨或水蒸馏萃取后得到的非水溶性物质，富有植物香气，具挥发性，也是一种浓缩物质。通常会以熏香或调和基底油作为按摩油来使用，如薰衣草、茶树、迷迭香精油等。

　　基底油（carrier oil）英文字面意思是作为媒介、载体的油脂，由于是经植物萃取而成，中文也就常称作"植物油"。它是不具挥发性的物质，且大部分的植物油并不具有液态的芳香分子[①]，主要是拥有润泽感的质地，如橄榄油、芝麻油、荷荷芭油等。

　　虽然精油与植物油中都有"油"，可是质地上却有很大的差距。当纯精油接触到皮肤，会像酒精一般挥发到空气中，不会有残留感；但是植物油就会在皮肤上形成薄膜，然后慢慢地从皮肤细胞间隙渗

注｜① 黑种草油及琼崖海棠油等除外，它们含有些许芳香分子。

透到表皮层的深处。

　　另外，两者的气味也不相同，精油具有植物的芳香分子，大部分富有浓厚的气味，常见的香味如甜橙、薄荷、迷迭香、薰衣草等。植物油虽然也会有味道，但一般不具发散性，香气也比大多数精油要淡。这两种产品的不同，就像辣椒、大蒜与酱油、香油之间的差异，一种是香料，一种是酱料，虽然都有一个"料"字，但质地与特性都不相同。

　　精油和植物油常会一起出现的原因，是由于精油本身为高浓缩又容易挥发的脂溶性物质，单独使用容易对于皮肤造成刺激，且类似酒精的质地并不适合用来持续性按摩皮肤；可是，当我们把精油与植物油一起调和时，就会成为充满香气、对皮肤滋润且容易推展的按摩油[②]。

纯露（hydrolat）与精油（essential oil）

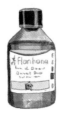

　　纯露（hydrolat）是在蒸馏植物芳香部位时，和精油一起生成的产品。我们将植物的芳香部位放入蒸馏桶中，利用水蒸气通过蒸馏桶，把植物的芳香分子带出细胞壁，将这样充满植物香气的蒸汽经过冷却系统变成液态，此时液体会有分层现象，一部分不溶于水的

注｜　②　关于调和按摩油的详细说明请参考P.32。

物质我们称之为"精油"，另外一部分水溶液则称为"纯露"。

　　纯露有许多英文名称，"花水"（flower water）是其中一个比较常见的名称，但因为并非所有纯露都由花朵制作而成，且有些纯露在添加酒精、防腐剂后作为护肤品也会称为花水，所以在芳疗中以"纯露"（hydrolat）来指这种收集蒸馏植物芳香部位水蒸气而得的水溶液，以作出区分。

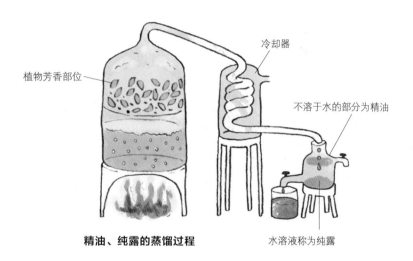

植物芳香部位

冷却器

不溶于水的部分为精油

精油、纯露的蒸馏过程

水溶液称为纯露

　　虽然纯露和精油都有植物的香气，但纯露并不等于精油加水。第一，精油本身就是不溶于水的部分，所以要把它和水均匀混合，势必需要加入其他物质，如氢化植物油而得的精油分散剂、乳化剂。其次，纯露里主要含有的是植物的水溶性芳香分子，和精油主要含脂溶性的芳香分子有所差异。

　　所以，同一种植物的精油和纯露气味会有些不同，是很正常的。例如，同样是肉，肥肉与瘦肉的口感、味道也不同。以纯正薰衣草这种植物来说，精油气味主要来源之一是乙酸沉香酯，这种化学分子不亲水，也就是说，我们熟悉的薰衣草精油的气味来源，在纯露中几乎是不会出现的，因此薰衣草纯露的气味和其精油会有一定差距。

　　刚接触芳疗时，可能不会一下子就买齐所有类型的产品，这时候，常会被提出的问题是："哪一种产品更有效？"其实精油与纯露都含有植物的芳香分子，对于同一种情况，给予不同方式的支持。这时候我反而会从使用条件去考虑哪一种产品比较适合，因为，如果用起来门槛高而不常使用，再厉害的产品也无用武之地。

　　如果希望在工作时提振精神，或是帮助消除焦虑，因为大部分的办公环境可能不适合有明显的气味，于是纯露就会是很好的选择；开会时气氛不佳，自己啜饮一口香蜂草纯露，不知不觉气定神闲；如果是帮助消化，白天出门在外可能不方便涂抹按摩油，纯露使用起来相对就比较容易了。

　　以改善睡眠来说，有些人可能对于在睡前饮用纯露有些顾虑，怕反而容易造成睡到一半要起床上厕所，那么就可以考虑使用按摩油，因为它同时也会刺激皮肤下的神经系统，因此有帮助放松的作用；若是担心衣物、寝具产生酸败味，除了选择不容易氧化的植物油之外，也可以使用精油扩香器；如果空间不能有太浓重的气味，最简单的方式就是将精油滴在卫生纸或化妆棉上，再塞于枕巾下，这样睡觉时就会有植物香气从枕边飘散出来。

　　此外，有些人在没有使用过植物油保养前，对于"抹油"是很抗拒的，听到"油"这个字就会联想到"油腻""油光"等，这种时候我就会推荐她考虑纯露或是精油扩香。还有一类使用者则是觉得东西吃进去最有效，这时候我就会建议她将纯露或植物油作为长期食用的安全产品；如果是追求"空间香氛"的使用者，那么精油绝对是最佳选择了。

常见制作方法及带来的差异：
水蒸馏法、蒸汽蒸馏法、压榨法与溶剂萃取法

　　萃取植物精油的方式有很多种，蒸馏法是最常见的一种，又可以分为"水蒸馏法"和"蒸汽蒸馏法"。前者是把植物芳香部位泡在水里煮沸，时间较长，不过植物接触到的温度较低，适合对于温度比较敏感的植物（如橙花、玫瑰）。后者则是让水蒸气通过植物芳香部位，植物接触到的温度较高，生产时间较短，如薰衣草、快乐鼠尾草这种植物，就很适合用这种方式萃取精油，因为它们的精油大部分为容易水解的酯类化合物，如果浸泡在水里太久，气味反而容易产生变化。

　　另外，还要谈到"压榨法"以及"溶剂萃取法"，这也是目前精油供应商常会使用的方法。由于植物储存精油的部位不同，适用的萃取方法也不一样，如精油在果皮的柑橘类（如柠檬、葡萄柚等），就会使用压榨法获得精油。但工厂使用的压榨法并不像我们在家中挤果汁一样，首先他们会将果实浸泡在水中，让果皮软化，以利后续压榨出更多精油；还会让果实滚过密集的尖锐物，以帮助在压榨过程中释放植物精油；接着就会把果实放到压榨桶中，挤压出像是果汁的液体，最后把液体导入离心机，用快速离心的方式，让不溶于水的植物精油与水溶液分开。

　　溶剂萃取法则是近年来发展出来的技术。使用化学有机溶剂③浸泡植物的

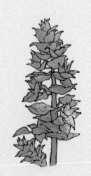

注 ｜ ③ 如"正己烷"，是从石油中提炼出的化学有机溶剂，沸点在69℃，因此在生产过程中很容易就能达到使其挥发的温度。在化学有机溶剂中属于比较安全的一类。

芳香部位，溶出植物的芳香分子。经过第一次加热将溶剂挥发后，会获得保留植物芳香分子的蜡状物质，我们称之为凝香体（concrete），之后再把凝香体与酒精混合，利用酒精把芳香分子萃取出，再将酒精挥发，这才获得植物精油。由于这种方式取得的植物精油与过去使用蒸馏法而得的精油在化学成分上有些不同，会保留更多种植物芳香分子，因此，我们也会使用不同的名称作为区分，称之为原精（absolute）。

根据柑橘类果实的特性，我们用压榨法生产其精油，通常使用有机溶剂萃取的植物大概有两个特点：萃油率低、精油易受温度破坏。

举例来说，花朵类的精油大多萃油率低，如大概要一百五十朵大马士革玫瑰才能产出一滴精油，使用溶剂萃取法大概可以提高一倍以上的萃油率；而像茉莉精油很容易受到温度破坏，因此大多是由溶剂萃取方式取得，市面上也少见茉莉精油。

生产方式不同，所获得的产品特性也会有些不同。如玫瑰，用蒸馏法和溶剂萃取法所得的产物就有差异。蒸馏法得出的玫瑰精油，其中含有玫瑰蜡这个成分，在室温约18℃时会有结晶的情况发生，可以此检视自己手中的玫瑰精油，如果在下雪天还可以直接滴出，那么就可以合理怀疑里面有其他添加物[④]。玫瑰原精因为通过溶剂萃取，和蒸馏法相比保留更多种植物芳香分子，所以闻起来会更贴近花朵本身的气味。

这两种萃取方式各有特色，很难一较高下。在购买时除了可以用气味偏好作为选购标准，也可依用途来挑选适合的产品。如果要护肤用，但身体对于化学有机溶剂又异常敏感，那么就不要使用原精。如果要调香，那么较接近真实花朵气味的大马士革玫瑰原精，会比酸味突出的大马士革玫瑰精油更容易搭配一些。

注 |　④　如前篇提到的玫瑰天竺葵，还有玫瑰草，因为含有较多玫瑰精油的气味代表牻牛儿醇，但成本相对较低，常有将其混入玫瑰精油高价卖出的情况发生。

　　另外，以压榨法取得的柑橘类精油，由于没有经过高温洗礼，所以在扩香时如果用加热的方式，气味容易产生变化，举例来说，以压榨法取得的甜橙精油，在扩香后会从新鲜橙子气味变成用烤箱烤过的橙子气味。此外，在压榨法生产过程中，可能会有果皮压榨后的杂质无法完全过滤，且果皮部位也可能有不溶于水的蜡质出现在精油中，使精油看起来不太清澈，但这是正常现象，并不影响精油的品质。

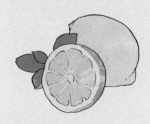

精油、纯露、基底油比较表

	精油	纯露	基底油
香气	主要为植物亲脂性芳香分子	主要为植物亲水性芳香分子	少有植物芳香分子，有坚果、种子气味，但大多不明显
质地	具挥发性，类似酒精，不溶于水	水溶液，不溶于油	无挥发性，在皮肤停留时间较长，有润泽感，不溶于水
常见用法	熏香、与基底油调和成按摩油	护肤水，加入水中可像花草茶一样饮用	与精油调和稀释涂抹肌肤，口服保健

为什么这次的芳疗产品
气味与之前不一样？

　　有许多人开始接触芳疗是因为想追求"香香"的感觉，不过如果去品质良好的芳疗产品店，鼻子可能会受到冲击，或许你将会发现，竟然许多植物的气味跟印象中相差好多。

　　为什么会这样呢？首先，我们对于气味的记忆来自我们的经验，在过去的经验中，除了直接面对真实的植物外，与我们相遇的植物气味大部分很可能并不是真正的植物气味。这听起来有点像绕口令，意思是，市面上多数标榜特定植物气味的产品，如玫瑰沐浴乳、薰衣草洗衣液、迷迭香洗发水等，大部分的香气来源其实是人工合成的香精。

　　现在的科技非常发达，我们可以用机器检测出一种植物的代表性气味分子，以及它的化学结构，然后用人工合成的方式，在实验室里复制出非常类似的芳香分子。听起来很高科技而且工程浩大，的确是。那么为什么制造商放着天然的植物精油不用，要如此大费周章呢？

　　人工合成香精的最大特点在于稳定。一个产品从生产者到消费者手中，会经过很长的时间，运输、仓储等条件都会影响产品的品质与气味。精油、纯露、植物油这些产品都不能够长时间放在高温环境，不然很容易变质。

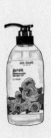
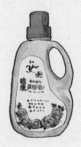

　　人工香精的稳定性一来让产品从生产到销售过程的可变因素减少，二来，也许是最重要的，消费者不会感到"这次商品与之前商品气味不同"。这就会让消费者产生"香气定势"。

　　事实上，在整个精油产品的总量中，芳疗使用的精油只占很少数[5]。大部分的精油被广泛运用在化妆品、保健品、食品以及药品等产业中。而精油要加入大量生产的产品里，也并不是一件简单的事。例如，我们熟悉的柑橘类精油，常出现在食品、香水、清洁用品里，但是柑橘类精油的主要成分——单萜烯，挥发速度快、亲油、不溶于水，这对于生产者来说会造成很大的变数，如刚生产时的气味与消费者使用时的气味会差很多，还有如果用于香水中，液体会出现云雾状，不是清澈的，销售感官不好。

　　也因此，当要加入这类精油时，首先会"去萜烯"，也就是把精油中这类不稳定的成分去掉。处理后的精油气味与原精油气味会有差异，这也就是为何在前面提到，我们遇到的植物气味大部分都不是真正的植物气味。

　　另外，就算是同一种植物的精油，每一年甚至每一天都会有所不同。为什么会这样呢？我们就要回到精油是怎么产生的这个最初的问题上来。精油本身是植物的二次代谢物，是为帮助植物适应环境等因素而产生的，于是精油成分会因环境不同而有所差异。

　　例如，有研究表明，在天气暖和的时候，植物会产生较多的萜烯类成分，增加下雨的概率以调节气温[6]，这自然会影响到精油气味的变化。再者，采收时植物的状态也会有影响，大太阳时采收与下雨时采收，所生产出来的精油、纯露也会有些许不同。这些气候因素都是无法人为控制的，所以，在精油的生产过程中，其实变数是非常多的。

注 |　⑤ 芳疗使用的精油大概占全球精油生产总量的5％。数据来自Salvatore, Battaglia. 2004. The Complete Guide to Aromatherapy. p.38. Virginia, Australia: Perfect Potion.
⑥ Adam David. "Scientists discover cloud-thickening chemicals in trees that could offer a new weapon in the fight against global warming". The Guardian.October 31, 2008.

当我们习惯人工香精的稳定，或者说一成不变时，对于精油、纯露，容易产生同样的期待，但必须要说明，每一次购买的芳疗产品有一些不同，这是很正常的事情。如水果，每一年的芒果味道可能会不太一样，但我们依然能够尝得出这是芒果的滋味。精油、纯露同样是由这样自然的植物生产出来的东西，而芳香分子又是更细微的成分，因此，气味上的差距可能更大。

另外一种情况，则跟我们个人的气味感受有关。前面提到，我们的嗅觉与情绪和记忆是有联系的。有些时候，明明是同一瓶精油，但在摆放一阵子之后，再闻气味就不喜欢了。这可能是因为，相同或类似的气味对于有不同经历的我们来说，意义与感受再也不一样了。

更常出现的是，过去没有特别喜欢某种精油的气味，但突然有一阵子像着迷一样，不管干什么都想加入精油。这可能和我们的生活经验还有环境变动有关，特定的芳香分子对我们的情绪、身体的作用会引发新感受，也因此，对于同一种植物的气味我们可能会产生截然不同的反应。

还有一种可能，是产品真的氧化变质了。氧化的精油气味可能会变得比较钝、浊，甚至刺鼻。纯露变质时则会出现难闻的酸败味，同时大多会出现云雾状的悬浮物[⑦]。这种变质基本上用我们的鼻子都可以判断出来，就像是刚做好的饭是一种味道，放了半天后，气味会有一些转变，但还是正常范围内。可是放到馊了，就是另外一回事了。

一般来说，精油使用完，盖紧瓶盖放在避光阴凉处，可有效延长精油良好的状态，但不同种类的精油保存期限略有差异。如前面提到的柑橘类精油，主要成分是易挥发的萜烯类分子，因此保存期限较短，开瓶后建议在八九个月内用完。常见的薰衣草、茶树、迷迭香精油，通常在一年内的状态最好。最主要还是与开关瓶盖次数、精油接触到空气的频率有关。至于檀香、玫瑰精油则是越陈越香，保存10年都不算少见。

注｜⑦ 关于纯露的保存与变质请参考P.84。

我真的不喜欢
这次芳疗产品的气味，怎么办？

如果真的很难接受这次芳疗产品的气味，有几种做法可以参考：

精油的话，请考虑把它跟纯正薰衣草精油调在一起。薰衣草的协同能力很强，因此大多能够把原本较为突出的气味软化。如果购买纯露后刚开封发现味道奇怪，先别急着用，在使用经验上，纯露和精油与植物油相比，更容易受到运输过程的影响。在固定的保存环境中放3天到一星期再打开闻一闻，旁边可以摆放具有稳定性质的精油，如薰衣草、岩兰草精油会有帮助。

我自己使用过粉晶滚石包围着月桂纯露，纯露气味变得比较柔和。当然，如果是因为纯露刚蒸馏出来，芳香分子比较活跃，通常摆放2~3个月后，气味也会稳定下来。如果是觉得植物油的气味不能接受，就把它和其他味道较淡的油（荷荷芭油）调和在一起吧！

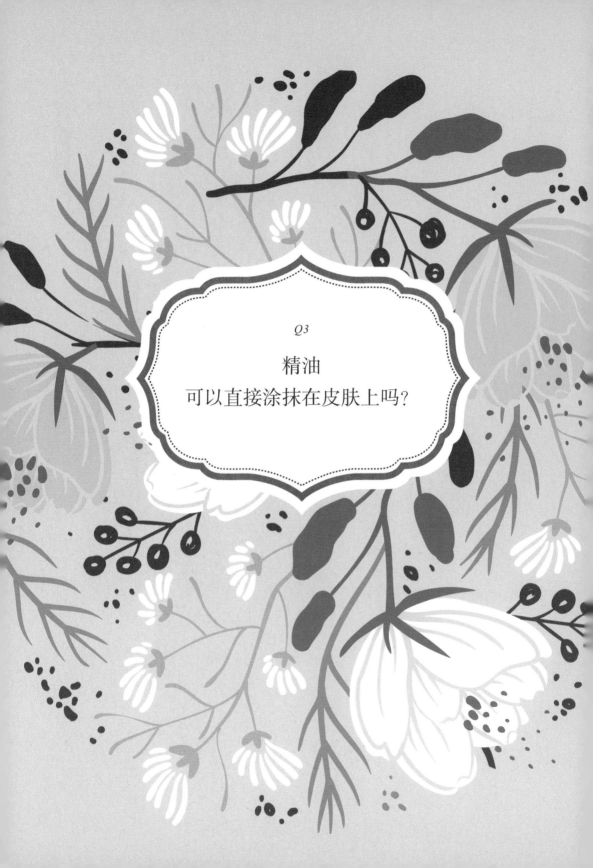

Q3

精油
可以直接涂抹在皮肤上吗？

也许很多人对于精油的印象，来自于听说过薰衣草精油、茶树精油可以直接涂抹痤疮，因此觉得精油可以直接涂抹在肌肤上，不过，这在芳疗中其实并不是常见的使用方式。

通常我们要使用精油接触皮肤，会先将精油与植物油调和稀释后再涂抹。多了一道手续，有些人觉得好麻烦，但是从精油特质来看，这却是保障我们使用安全的最好方式。为什么呢？因为精油虽然看起来很小一瓶，但它是由大量的植物芳香部位经过压榨、蒸馏等萃取方式取得的高浓缩产品，又具有挥发性，如果直接使用在皮肤上，容易造成刺激；长期使用，会让皮肤变得干燥、脆弱。

这里举一个具体的例子，以萃油率在精油界中算翘楚的柠檬精油来说，也要200千克的柠檬果实才能压榨得到1千克的柠檬精油。平均下来，大概一颗柠檬（约66克）可以产出10滴柠檬精油。也就是说，平常我们在挤柠檬汁时，从果皮喷发出来接触到皮肤的精油，可能就已经超过一滴柠檬精油的量了。这是萃油率高的极端，另一端萃油率极低的，如大马士革玫瑰精油，一滴精油大概由150朵玫瑰才能生产出来，那可是好大一束花。

在我们日常生活中，不会长期频繁的接触到这么大量的植物，想象每天都有150朵玫瑰包围着自己，虽然幸福但也会晕乎乎的呢！直接使用这样高浓度的物质容易造成身体代谢的负担，挑战身体对于大量物质的耐受度。也许用一次两次感受不到影响，但是长期下来，身体的代谢器官都在加班的状态，哪一天若是罢工，身体就会崩溃。

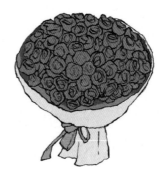

平常我们可能只会接触到几片罗勒叶[①]，或者一点肉桂粉，里面只有很微量的刺激性物质，因此不会产生太大影响，但当把精油这样大量植物浓缩萃取出的精华直接用于皮肤，就会造成皮肤刺激。除了上述提到的两种精油，丁香、野马郁兰[②]就是出了名会刺激皮肤的精油，它们在未经稀释的状态下触碰到肌肤是会产生痛楚的。如果接触到这些精油但肌肤没有出现红、痛的情况，可以合理怀疑产品经过植物油稀释、与其他精油调和，或者精油本身经过人工化学调整。

另外，柑橘类精油，如佛手柑、葡萄柚等，含有让皮肤对于光线更加敏感的物质——呋喃香豆素，如果在皮肤上使用浓度太高，照射到阳光（日光灯倒不用担心），皮肤可能会出现红肿痒的过敏情况，一般人则会加速黑色素的产生。不过也不用太过恐惧，如果我们稀释到较低的浓度，在夜间使用，或者涂抹在不会直接照射到阳光的皮肤部位，其实不用太担心会有光敏性的问题发生。佛手柑精油是柑橘类精油里光敏性最强的精油，建议使用浓度在0.5％以下，其他如柠檬、甜橙等精油使用浓度大概在1％都算安全。可是假设原本皮肤对于阳光就会过敏，出门在外都要包裹严实，那么柑橘类的精油建议还是不要在白天使用，或者熏香即可。

精油是具有挥发性的物质，每天使用纯精油涂抹肌肤，就像每天在肌肤上喷洒酒精一样，会持续把皮肤表层的水分带走，肌肤自

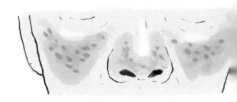

皮肤对阳光过敏时，会出现红、肿、痒、皮疹等情

注│ ① 在芳疗中常被称为热带罗勒。
    ② 也就是意大利菜中重要的香料牛至，有些商家会称之为奥勒冈。

然会越来越干燥而脆弱。这时只要将精油与能滋养皮肤的植物油调和在一起，一来，利用植物油在肌肤上停留时间较长的特性，包覆精油让芳香分子可以更完整地渗透到真皮层；二来，精油不会快速挥发，带走肌肤水分，而且植物油本身对于皮肤细胞有滋养作用，这样对于肌肤保养是一举两得。使用精油涂抹在肌肤上应该是为了让我们越来越健康，如果养成长期直接涂抹精油的习惯，反而会让肌肤越来越脆弱敏感，是本末倒置的做法。

那么，我们该如何将精油稀释到植物油中呢？比例如何？又该如何操作呢？首先，精油稀释的浓度会依使用的部位而有所不同，一般用于娇嫩的皮肤部位（如脸部、私密处、过敏皮肤等），精油浓度建议1%～3%。婴幼儿以及长者，考虑到肌肤耐受度还有身体代谢机能，精油浓度建议在1%以下。身体其他部位依用途不同可调3%～10%，大部分会用5%的浓度。大原则来说，精油浓度越低越在精神层面起作用；浓度越高，越是强调身体层面的帮助。例如，在处理运动后肌肉酸痛时，我调的精油浓度可能会是8%～10%，如果是做完超高强度的运动，那么我可能就会用到20%的浓度。当然，这样的浓度是以不刺激皮肤为前提的。

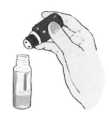

确定精油浓度后，就要计算精油的添加量。究竟要加多少精油到植物油中呢？通常我们会先确定要调配出多少毫升的按摩油（大部分的容器会标明容量），再乘以要调配的浓度，这样就会得到要加入精油的量。就像是当我们在做饭时，首先要知道总共有多少食材，才能够决定要加入多少咖喱块。

　　不过，由于在家中并不好精确测定精油的量，用肉眼判定也容易产生误差，因此有个方便转换的公式可以用来计算：1毫升约等于20滴精油，计算需要加入多少滴精油到植物油中调和浓度，就比较好操作了。例如，如果要调出30毫升的脸部按摩油，希望浓度是3％，计算公式如下：

$$30（按摩油容量/毫升）× 0.03（3％浓度）× 20（滴）$$
$$= 18（要滴入的精油总滴数）$$

　　也就是说1毫升大概是20滴油，如果要调30毫升按摩油，那么总共会有20×30＝600滴油，600滴里有3％是精油，于是600（按摩油滴数）× 0.03（浓度3％）＝18，也就是要在30毫升的植物油中加入18滴精油，便会得到浓度3％的按摩油。

$$30（按摩油容量/毫升）× 20（滴）× 0.03（3%浓度）$$
$$= 18（要滴入的精油总滴數）$$

　　调浓度5％的按摩油比较好记，因为0.05（浓度）× 20（滴）刚好等于1（滴），所以，当要调浓度5％的按摩油时，按摩油总共有几毫升，我们就加入几滴精油。计算浓度还有一种取巧的方式，由于5％的浓度是多少毫升按摩油就加多少滴精油，因此我们再将滴数除以5，就能得到浓度1％的精油滴数，再乘以需要的浓度即可。

$$30（按摩油容量/毫升）浓度5%的按摩油就加入30滴精油。$$
$$如果要调成3%的浓度，则是30（滴）÷5＝6（1％要滴入的数量）$$
$$6×3＝18（滴），则一样可以得出18滴精油。$$

　　这里讲的滴数都是总滴数，今天要加1种精油或是5种精油，都是由总滴数去分配[3]。以上提供的浓度建议是普遍的适用情况，每一种精油对于不同人的影响是有差异的。例如，虽然很少提到广藿香

注│　③ 如何分配各种精油的滴数可参考P.41的配方设计说明。

对于皮肤的刺激性，但我个人使用中，只要广藿香浓度高一些，超过2%，我的皮肤就会发红。

另外，每个人的过敏原也不同。我也见过对薰衣草过敏的案例，也有个案是对修护过敏肌肤效果极好的金盏花浸泡油过敏。那么，要如何知道精油对于自己是否安全呢？除了参考众多芳疗书籍以及他人的分享可以将单一植物精油稀释到浓度3%，再涂抹在手肘内侧作小范围的测试，24小时内没有出现红肿痒等刺激、过敏反应，再把它加入日常使用的行列。

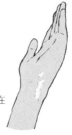

使用新的精油前可先稀释涂抹在手肘内侧进行过敏测试

并不是所有天然的东西都是安全的，有很多天然的菌菇类毒性很强。重要的是，我们对于自己使用的东西要有充分了解，清楚它的特性，就能在安全范围内应用。

此外，在急症时，我们的确会把一些不会产生刺激的精油，如薰衣草、茶树等精油[④]取一滴直接涂抹于肌肤上，如厨房中有时会出现的一些小烫伤、切伤，使用纯正薰衣草精油直接涂抹于患处，很快就能帮助伤口愈合；而茶树精油最出名的大概就是处理痤疮了，但以我个人经验来说，茶树精油不一定总是有效，还是要分析痤疮产生的原因去挑选适合的产品[⑤]。

注 |　④　就我个人使用经验：直接使用过但没有产生刺激的精油有：薰衣草（被锅盖烫伤、不小心划伤手指）、茶树（痤疮，但不总是有用）、柠檬（止血）、乳香（持续性的痤疮）、永久花（瘀伤）、大西洋雪松（感觉快要感冒的时候涂在脚底、尾椎）。
⑤　关于痤疮产生的原因以及挑选产品的建议请参考P.132。

精油可以吃吗？

　　一般想到"精油可以直接涂抹肌肤吗？"就会想到"精油是否可以食用？"。回到精油这个产品本身的特点——高浓缩。在前文中提到，一滴精油可能是挤一颗柠檬汁会接触到的量，也有可能是150朵玫瑰萃取出来的量，不同植物精油背后代表的生物信息多寡各不相同。另外，每种精油的刺激程度也不同，有些精油可能才进入嘴里就对口腔黏膜造成伤害了。如果口服精油，基本上要到小肠绒毛细胞才会被吸收，因此，综合吸收效率以及使用安全性，口服精油并不是最推荐的使用方式。

　　此外，精油中存在的物质可能会与我们使用的其他物质产生不良反应。如圣约翰草精油，如果是口服的方式，精油中的物质会与抗抑郁药产生反应，可能造成身体无法代谢，也可能让药物效果加倍或失效，用药时要特别注意精油的使用。

　　也因为如此，在英国的芳疗体系中，口服精油是完全被禁止的。不过，在法国的芳疗体系中，的确有口服精油的使用方式。可是，这大多是由自然疗法医师所开出来的处方，会在短时间内（3天）高浓度（20%以上）密集使用，以缓解急症。如果不清楚精油对身体的影响，是不建议口服的。

　　但反过来说，前面提到一滴柠檬精油可能比我们挤一颗柠檬所接触到的精油量还要少，因此，像这样的物质（低于或约等于平日会接触到的量，且植物本身可食用，如柠檬、胡椒薄荷），如果确认植物来源是安全的，没有农药、重金属残留的问题，加上生产过程也没有人为的调整或破坏，符合这些条件的精油，的确会有人口服。

　　不过还是要提醒大家，扩香时，对于不喜欢的气味或是出现了不良反应，只要停用就好；涂抹在皮肤上出现不适的情况，可以用植物油稀释或者停用。但当把精油吃进身体里时，如果出现不良的反应就很难停止了。因此，这样的使用方式，需要更谨慎对待，要建立在对精油的了解、对自己身体的了解，还有对产品品质的了解上，若有任一环节没有把握，都不建议这样长期口服使用。

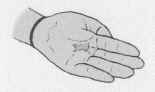

可以直接在手上调和精油吗？

有许多人知道精油长期直接接触皮肤并不好，但可能觉得调油麻烦，或者认为自己没有适当的工具，所以习惯直接将植物油与精油在手上调和使用。这样的确可达到稀释的作用，不过，我们却很难掌握每次使用的精油浓度。如果有效，下一次较难成功复制，如果没有效，也没有基准去调整比例。再加上用一只手捧着植物油，另一只手得要操作各个精油瓶，如果是用在脸部，也许调一次就可以，但若要大面积按摩，那么油可能会从指缝间流出，或者要调许多次才能按摩完全身。比较适当的做法，还是找一个已知容量的容器来装基础油，然后按比例加入适当的精油来使用。

精油可以加入芦荟胶、乳液中吗？

芦荟胶本身是水溶性的产品，精油不溶于水，所以将精油加入芦荟胶或者其他水溶性的护肤品，如化妆水、萃取液、精华液等，它们并不会像植物油中一样均匀分散稀释精油。因为芦荟胶本身黏稠性较高，所以可以通过搅拌的方式，让精油平均且稳定地分散在其中。但是，也因此如果要将精油加入芦荟胶，一定要充分搅拌均匀，以避免精油分散不均而造成肌肤刺激。

或者，可以先将精油加入某些植物油中，再跟芦荟胶搅拌在一起，像打蛋一样，变成乳液状质地。至于将精油加入乳液，因为乳液本身比较稠，所以也是要通过搅拌才能让精油均匀分散，建议使用成分较单纯的乳液，如无香乳液，以避免乳液本身成分与精油产生化学反应而对肌肤有不好的影响，失去护肤的效果。

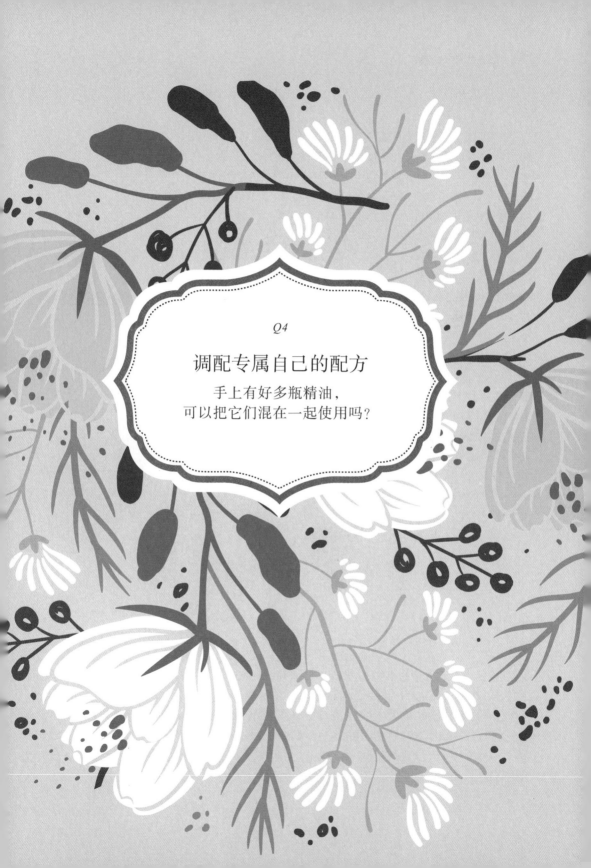

Q4

调配专属自己的配方

手上有好多瓶精油，
可以把它们混在一起使用吗？

接触芳疗时，总是会需要购买一些芳疗产品，其中又可以分成两大类：单方或复方。单方意思是只有单一植物的产品，如纯正薰衣草精油、荷荷芭油、橙花纯露；复方指的是多种植物混合在一起的产品，一支复方精油里面会有不同精油混搭，可营造有层次感的独特气味，或者是为了特定作用而设计出来的配方；同样的，也会有复方植物油与复方纯露。

购买单方或复方产品的差异，就像过年去市场买菜自己做饭或选择订现成菜品再加热。购买单方产品可以自行搭配出不同的配方，而复方产品使用起来方便，且价格通常比买齐复方精油里面所有成分的产品价格低，不过变化性相对也就比较小。

假设一支帮助放松的复方精油里，有薰衣草、佛手柑、天竺葵、甜马郁兰等精油成分，若是购买这4支单方精油，那么除了帮助放松，消化不良时可考虑使用佛手柑＋薰衣草精油调成按摩油涂抹腹部，经痛时可用薰衣草＋天竺葵＋甜马郁兰精油涂抹下腹部，薰衣草＋天竺葵精油虽然配方简单，但也是效果很好的护肤配方。

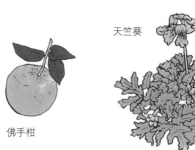

天竺葵

甜马郁兰

佛手柑

当然，我们可以把这个复方精油运用在上述的3种方向，不过使用者获得的，就是同一种气味。也因为这样，有许多复方产品的使用者用久了，渐渐会购买单方产品自行搭配。但是面对一支支不是那么熟悉的精油，就像刚进厨房的人，葱跟蒜都分不清，要做料理、自行搭配使用，实在是有些障碍。这时候，可能就会借助许多现成的配方（如食谱的概念）。

　　我在刚接触芳疗的时候，除了薰衣草、迷迭香、葡萄柚这种基础款，因为没有时间认识每一支精油，不知道该怎么搭配，所以都习惯买"套装"。看看商家对于复方精油的介绍，还有网络上众多芳疗爱好者的分享，去揣测与尝试这一只复方精油是否适合自己。但用久了，又觉得复方精油的香味单一，因为不认识里面的各种精油，所以也不知道该怎么变化，于是再一次重回到变化性较高的单方精油怀抱中。

　　不过，由于不知道调配的原则，还是会找现成的配方来搭配。这时我又陷入另外一种困境，配方中缺少了什么就去买齐，长期下来，手上又多了许多其实不知道该怎么用的瓶瓶罐罐。想起来，这也就是把复方精油的原料买来自己组合，并没有真的应用什么。而且，在没有认识配方设计原理的情况下，如果一个配方没有达到应有的作用，也不知该如何修改，更不知道要怎么挑选适合自己的配方。

调制配方的两大原则：作用属性与气味分配

　　其实如果了解自己的需求和手上既有的产品，再掌握两个搭配的原则："作用属性"与"气味分配"，就可以简单创造出属于自己的配方。

　　如果有人问我，想放松该用什么配方，我会先问对方手上有哪些产品，因为也许既有的素材就能够组合出很棒的配方，或者只要再搭配一两种新产品，就能达到很全面的改善。提到搭配的原则，首先我们要设定这次调配的目的，再挑选出相应作用属性的单方产品。

　　认识自己的主要需求很重要，网络上有很多人分享芳疗的经验，同样是助眠效果，可能就有上百种配方。一来，这表示没有一种配方是对所有人都有效的，二来，这代表每一种配方背后都有不一样的设计逻辑，或者说，成功的原因是不一样的，因为失眠的种类也有很多种[①]。因为心情低落睡不好与用脑过度睡不好，原因不

注 |　① 关于睡眠障碍的芳疗应用，请参考第P.114睡眠障碍的芳疗应用。

同，解决方案可能也会不一样。了解自己的需求，就算不是自己设计配方，在挑选复方产品或者配方组成时，都可以帮助自己更有效地找到适合的搭配。

在确认需求与找出对应作用属性的单方产品后，也许会发现手上有的产品已经有四五种都可以满足需求，其实就已经足够了。当然，精油也跟衣柜里的衣服一样，永远会觉得少一个 / 件。如果觉得需要购买，那么通常我会再评估精油的适用性，是只满足这一个配方，还是可以有更多应用？每一种植物都有其特别之处，但是在应用上也会有重叠的地方，如消化不好，可以用薄荷、迷迭香、月桂等精油，不过胡椒薄荷精油的凉感算是不可取代的，迷迭香精油帮助记忆的效果特别有名，月桂精油又可以增强淋巴循环。哪些是自己有可能用到的？请依这样的原则去挑选。

另外，就是气味分配。作用属性固然重要，但是芳香疗法的特色，就在于从气味上也能调整身心状态，因此，在作用与气味中间取得平衡也是一门艺术。精油分子有大有小，挥发速度快慢不同，依据这样的特性，又可以把精油气味分为3种：前调、中调、后调（或称为底调）。

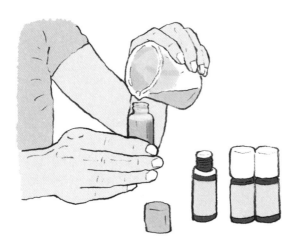

调配按摩油很简单，先倒入植物油，再滴入精油即可

我们可以把这3类气味想象成合唱团中的高音部、中音部与低音部，丰富的音律因为3个音部合在一起而显得更有层次，气味也是如此。单闻一种气味，我们的鼻子还有身体可能很快就会习惯，可是如果有不同气味交织在一起，甚至随时间有不同层次的气味出现，就会觉得气味更加饱满。

前调类的精油气味轻盈明亮，如柠檬、甜橙、佛手柑、茶树、绿花白千层、薄荷等精油；中调类的精油气味持平悠长，如薰衣草、甜马郁兰、天竺葵、花梨木、黑云杉等精油就属此类；至于后调类的精油气味则沉厚浓郁，常见的如檀香、岩兰草、广藿香、大西洋雪松、岩玫瑰、苦橙叶等精油以及花朵类的精油如玫瑰、茉莉、橙花、依兰等精油气味十分饱满持久，都可以算是后调类精油。

安全的搭配是前调：中调：后调精油以3：2：1的比例进行搭配。有几种后调精油，就搭配几种中调精油，整个气味结构会相对平衡。如果觉得有点难记，那么最简单的搭配方式有两种：气味重的少一点，味道淡的多一些；另一种则是喜欢的多一点，没那么喜欢的少一些。

除了以香气调性来搭配，将相同作用属性的精油搭配起来也不太会出错，如将柑橘类精油混合在一起，会有很轻盈愉快的感觉，但缺点可能是气味延续性比较差；树木类的精油混合在一起就很有清新感，假设再加上前、中、后调的设计，就会出现仿佛在森林漫步的感受。

如果今天调配的是按摩油，那么精油分配还要考虑到对于皮肤的刺激及身体的影响。丁香、肉桂、野马郁兰精油皮肤刺激度高，添加比例不要太高；艾草、鼠尾草精油有神经毒性，添加比例也不要太高。

前面讲的都是精油的混搭，纯露与植物油其实也是一样，先确认自己的需求，再挑选相应的产品，不同纯露可以彼此混合，不同植物油也可以彼此混合，就像调饺子蘸料一样，酱油、醋、香油可以随意搭配。

　　至于纯露与植物油或精油混合，那就不太建议了，因为原本就无法混溶，需要表面活性剂才能将两者很好地结合在一起。

　　纯露的混搭就没有前中后调的考虑，主要还是依需求量身打造，不过，如沉香醇百里香纯露本身带有一定花香调，如果在玫瑰、茉莉等纯露中加一点，气味会融合得较好；而菩提纯露很多人觉得有奶茶香，跟玫瑰纯露搭在一起，就像在喝玫瑰奶茶一样。就我个人使用经验来说，觉得胡椒薄荷、蓝胶尤加利、月桂纯露以3：2：1的比例加入水中也很好喝，像口感清爽的花草茶。

　　至于植物油的混搭，大部分是以质地还有保存为考量，有些油（如琼崖海棠油、小麦胚芽油）质地比较浓稠，如果用于全身按摩可能不好推匀，这时就可以加入延展性比较好的油，如甜杏仁油、杏仁油、橄榄油等；而玫瑰果油、覆盆莓籽油、黑莓籽油、月见草油、琉璃苣油这类高效能的油，如果要涂抹肌肤，也可以先与荷荷芭油调和在一起，以延长保存的时间。有一些油的气味很重，如昆士兰坚果油、摩洛哥坚果油、椰子油、琼崖海棠油、月见草油、琉璃苣油等，如果要与精油调成按摩油，可能会盖过精油的气味，那么也可以把它们与气味较淡的植物油调和在一起使用。

学习设计配方：
以缓解肌肉酸痛配方的设计为例

想要缓解运动后的肌肉酸痛，设计配方前我会先检视现有精油，挑选出广藿香精油（帮助循环）、月桂精油（加强淋巴代谢）、柠檬香茅精油（缓解肌肉酸痛）、依兰精油（解痛镇定）、甜马郁兰精油（扩张微血管、镇痛、疏通）。

因为一般运动后按摩肌肉还可帮助乳酸代谢，因此使用帮助循环以及血液流通的精油；如果是长期疼痛，可能会使用效果更强的精油如冬青白珠树、姜、樟脑迷迭香等精油。

以调配30毫升浓度5％的身体按摩油为例（精油浓度调配方式，请参考P.36），要加入30滴精油，按前面的公式来计算，5种精油分配30滴，平均一种精油大概加6滴。

由于我的皮肤对于广藿香精油特别敏感，所以我不会加太多，且我又习惯在晚上做运动，因此这个按摩油会在晚上使用，于是具提振效果的月桂精油还有柠檬香茅精油，就不会加太多；相对的，原本有放松属性的甜马郁兰精油及依兰精油，就会是整个配方的主角，这部分是作用属性的考虑。

就气味分配来说，广藿香、依兰属于后调类精油，因此会需要一定的量来支撑整体香味。柠檬香茅精油是比较突出的气味，所以用量也会相对少一些，而我特别喜欢月桂精油和甜马郁兰精油的气味，所以滴数分配会有喜爱度加权。综合几方面之后，我调出来的精油比例是：广藿香6滴、月桂5滴、柠檬香茅3滴、依兰4滴、甜马郁兰12滴。

这个分配没有标准答案，每个人对于功能还有气味的取向偏好都不一样，这里提供的是我平时在调油时的思路，供大家参考。

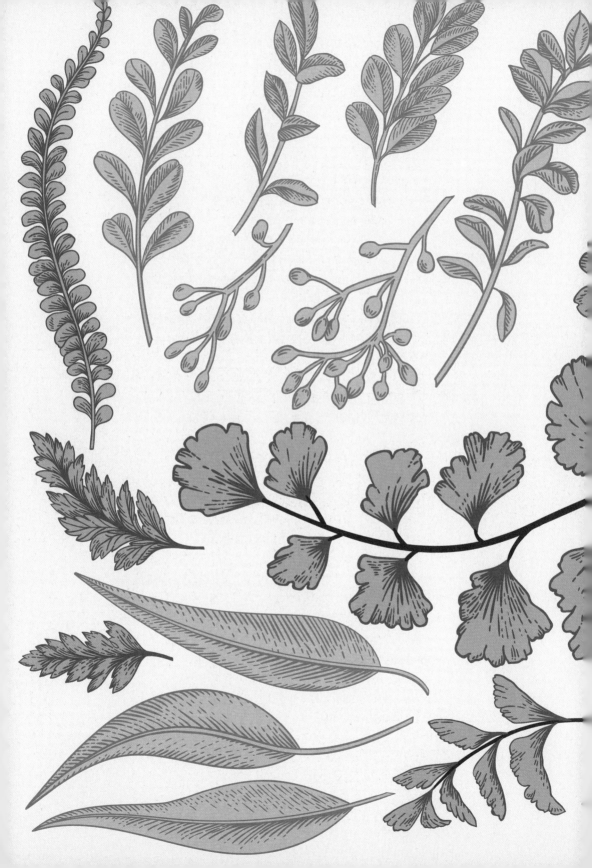

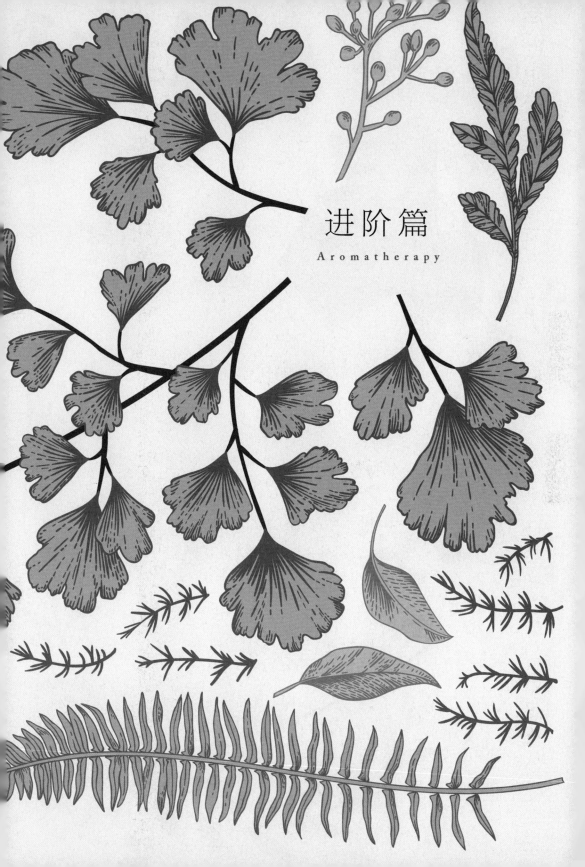

进阶篇

Aromatherapy

Q5

了解植物的化学特性

什么是 CT？

　　CT是化学型（Chemotype）的英文缩写。在一些植物的拉丁学名[①]后会有ct.的缩写，表示这一种植物精油有不同的化学成分比例，ct.后面标示的是特别突出的化学成分名称（也就是化学类型）。通常在中文里，我们会把这个突出的化学成分名称放在植物名称前。如香菇肉丸和芋头肉丸，都是肉丸，但是两者突出的成分不同。如桉油醇迷迭香，是指此迷迭香精油中桉油醇这种化学成分较多。

　　为什么会有这种情况呢？前面讲到，植物的芳香分子会受到气候、环境影响而有所不同，甚至同一年不同日期采收的植物，生产出来的芳疗产品气味上可能就会有些差异，而化学型就是这样的特性长期发展出来的差异化。同一种植物因为长时间生长在不同地区，受到不同的气温、降雨量、日照等因素影响，芳香分子的化学比例可能会产生显著的差异。

　　因为生长区域造成的差异，不仅在气味上可能有明显不同，作用属性也可能不一样。一般来说，唇形科植物很容易用插枝繁殖，分布范围广泛，因此生长条件差异甚大，所以出现化学型不同的概率也较高。就像同一道菜随着品尝的人数增加了，在世界各地都在烹饪，口味上的变化就会差很多，像印度咖喱与日本咖喱虽然都是咖喱，但形态就差距很大。或者说，同样是酸辣汤，可能也会因为地区气候不一样，在口味上会偏酸或偏辣。

注｜① 拉丁学名就像植物的身份证号，不同植物就会有不同的身份证号。由于植物的俗名可能有很多，容易造成混淆，使用拉丁学名有助于挑选出真正适合我们需求的精油。拉丁学名通常会有两个拉丁词组成，前者为属名，后者为种加名。所以如果看到植物拉丁学名的属名是相同的，代表它们同属，如果属名不相同，那么可能就是远亲，甚至完全没有关系的植物了。

化学型的代表性例子1：迷迭香与百里香

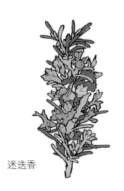

迷迭香

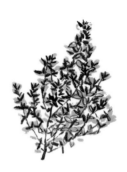

百里香

　　迷迭香（*Rosmarinus officinalis*）常见的化学型有3种：樟脑、桉油醇、马鞭草酮，而这3种迷迭香固然有作用相同的地方，如帮助消化、提神醒脑、提升免疫力等，但也有各自的特色。

　　例如，在西班牙与克罗地亚生长的迷迭香，樟脑及龙脑这类酮类成分较多，我们叫它樟脑迷迭香（*Rosmarinus officinalis* ct. *camphor*），可以缓解肌肉酸痛、神经痛与抽筋，特别适合用于消除肝肾的刺激，但由于含有较多比较刺激的酮类，不建议给婴幼儿及孕妇使用；而在非洲的迷迭香所产出的精油中，桉油醇这种化学成分占的比例较高，称之为桉油醇迷迭香（*Rosmarinus officinalis* ct. *cineole*），这种迷迭香精油相对比较温和，对于黏膜感染特别有帮助；位于南法科西嘉岛的迷迭香，富含马鞭草酮，则称之为马鞭草酮迷迭香（*Rosmarinus officinalis* ct. *verbenone*），马鞭草酮这种化学成分有良好的再生能力，用于肌肤保养是再好不过了，对于祛痰也很有帮助，也有许多人会把马鞭草酮迷迭香列入养肝用油中。虽然是酮类，但马鞭草酮算是比较安全的，婴幼儿与孕妇在使用时注意剂量，谨慎使用。

　　百里香（*Thymus vulgaris*）的化学型就更多了，主要有4种：百里酚、沉香醇、侧柏醇、牻牛儿醇[②]。百里香原本就是能提升免疫、杀菌、对抗病毒、帮助消化的精油。

其中，百里酚百里香（*Thymus vulgaris* ct. *thymol*）有很强的抗感染作用，但也容易对皮肤造成刺激，在调配按摩油时要注意添加比例不要太高，先从1％开始调起，避免让肌肤不适，如果希望用来帮助顺畅呼吸道，可以改用扩香的方式；沉香醇百里香（*Thymus vulgaris* ct. *linalool*）相对于百里酚百里香来说温和许多，给小朋友使用也不用担心刺激，虽然如此，它还是有强大的抗菌作用，尤其对白色念珠菌、葡萄球菌等细菌，私密处或皮肤因细菌引起的感染、发炎情况，可以优先考虑使用它；侧柏醇百里香（*Thymus vulgaris* ct. *thujanol*）可以滋补身体，也能刺激肝脏机能，还可以用于支气管炎、阴道炎、宫颈炎等，它有很全面的抗感染功能，但又温和不刺激，是旅行外出时很值得携带的一支精油，应用层面广泛；牻牛儿醇百里香（*Thymus vulgaris* ct. *geraniol*）也是很温和的百里香，特长是抗病毒，而且还有助于入眠。在身体因为感冒或者免疫低下而不舒服时，是晚上用油的良伴，既可以提升身体免疫力，又不会提振精神难以入睡休息。

化学型的代表性例子2：甜罗勒、热带罗勒、神圣罗勒（*Ocimum basilicum*）

还有一个具有代表性的例子，甜罗勒（*Ocimum basilicum* ct. *cineole*）与热带罗勒（*Ocimum basilicum*），两者气味相去甚远，让人很容易忘记它们其实拉丁学名相同，皆是*Ocimum basilicum*，二者是化学型（CT）的差异。

甜罗勒是在欧美地区生长的罗勒，就是意大利面青酱的原料，

注｜② 另外还有龙脑百里香，但其拉丁学名为*Thymus satureioides*，实为另外一种百里香。可用于久病之后的补身调养，也有一说用于滋阴补阳。

但它的精油气味总让我想到水煮花生。甜罗勒的沉香醇含量较高，让人沉静，又带有一点醚类可以松绑自我制约造成的紧绷感，例如，舒缓因为担负了太多责任而无法放松的情绪；热带罗勒就是我们熟知的罗勒，气味奔放，它的醚类成分占主要地位，对于缓解痉挛与抗感染有优良表现。

　　另外有一种罗勒——神圣罗勒（*Ocimum sanctum*），就真的不是化学型差异了。它在印度是重要的神圣的药用植物，民间用于驱邪，含有较多的丁香酚，还含有一些醚类，是激励又迷幻的一款精油，这样的属性跟它的名字神圣罗勒相呼应。热带罗勒精油与神圣罗勒精油刺激性较高，因此使用浓度建议低于1％，并且不要长期使用。

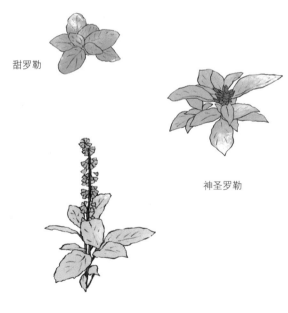

甜罗勒

神圣罗勒

热带罗勒

被中文翻译隐藏的精油化学型

　　值得一提的是，因为翻译名称的关系，我们俗称的罗文莎叶、樟树还有芳樟看起来好像是不同植物，但其实也是化学型的关系，这3种植物的拉丁学名都是*Cinnamomum camphora*，有人翻译成桉油樟，不过桉油樟又有人特定用来称呼罗文莎叶③，所以购买时还是要留意拉丁学名。

　　其中，樟树的樟脑成分最多，也称之为本樟，罗文莎叶则以桉油醇为主，芳樟则是以沉香醇为主。如果以化学型来为这3种植物正名的话，樟树可取名为樟脑桉油樟（*Cinnamomum camphora* ct. *camphor*），罗文莎叶则称为桉油醇桉油樟（*Cinnamomum camphora* ct. *cineole*），芳樟便是沉香醇桉油樟（*Cinnamomum camphora* ct. *linalool*）。

　　虽然化学型看起来让人觉得眼花缭乱，不过因为还是同一种植物，所以基本功能还是相同。因此，在使用上如果能更了解自己的需求，就能更容易挑选到有效的工具。

注 | ③　还有一种植物芳香罗文莎叶（Ravensara）是马达加斯加原生种，拉丁学名是*Ravensara aromatica*，可能因为拉丁学名长得与罗文莎叶（Ravintsara）有些像，所以两者容易混淆。但芳香罗文莎叶主要成分是酚类与醚类，刺激程度较高，使用上要特别小心，不要将它与温和的罗文莎叶搞混了。

同属不同种：同样的植物
却有这么多不同名称，
为什么？

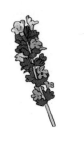 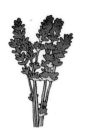 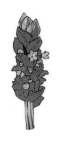 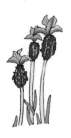

纯正薰衣草　　　　穗花薰衣草　　　　醒目薰衣草　　　　头状薰衣草

薰衣草家族：纯正薰衣草、穗花薰衣草、醒目薰衣草、头状薰衣草

薰衣草算是芳疗中最常见的精油，许多人对于芳疗最初的印象就是来自于薰衣草的气味或者它的功效，不过在芳疗中其实使用了很多种薰衣草，并不是每一种的味道都与大家印象中一样。

在购买产品时，容易因为产品标示不清楚，而错买不适合的精油，甚至即使标示清楚了，但因为不认识，所以不知从何下手。这些薰衣草算是近亲，同属不同种，因此有不同的拉丁学名以帮助我们辨明这些植物其实不是同一种植物。这跟化学型（同一个植物，但因生长环境不同，造成化学分子比例不同）是两种不一样的情况。

薰衣草属下大概有三十几种薰衣草，其中芳疗最常使用是纯正薰衣草（*Lavandula angustifolia*或*Lavandula officinalis*）了。它的用途非常广泛，消毒杀菌、镇定安抚、修护美肤等，几乎使用者希望通过芳疗解决的问题，它都能帮上忙。

纯正薰衣草精油的特色在于对气味及功能的协调性好，能够将不同的气味还有不同植物的特性融合在一起，因此我在刚开始接触芳疗时，几乎每一瓶复方精油都会加入薰衣草精油。不过也由于它非常好用，十分常见，因此常会和"普通"画上等号。但被我们视为理所当然的，往往正是我们不可或缺的。当我发现我几乎每一瓶复方精油都离不开薰衣草精油后，我又过了一段不加薰衣草精油，甚至手上没有薰衣草精油的日子。有点像从小被妈妈保护得很好的孩子，在长大过程中，渴望离开妈妈的羽翼，体验冒险的生活；而在闯荡一番之后，又能以不同的层次与角度去理解、珍惜母亲在自己生命中扮演的角色。现在，我不会把薰衣草精油当成我调配方的安全牌，也不会一味地避开使用它，也算是一种"见山是山，见山不是山，见山又是山"的人生体验。

另外一种薰衣草，穗花薰衣草（*Lavandula latifolia*）与纯正薰衣草就很不一样了。和我们一般印象中安抚、温柔的薰衣草气味不同，穗花薰衣草的气味更为勇猛一些，这是因为它和纯正薰衣草相比，含有更多的樟脑成分，另外1,8-桉油醇这种比较清凉的化学成分也占主要角色，因此气味上有很大的差异。

由于组成成分不同，穗花薰衣草精油并不擅长帮助睡眠，而是在消融呼吸道黏液及皮肤细胞增生这方面有较突出的表现。我个人喜欢在白天时使用穗花薰衣草精油，因为同样会有一些放松的作用，但是不会让人感到困倦，再搭配如迷迭香精油、欧洲冷杉精油、大西洋雪松精油，就是很棒的工作用油。

超级醒目薰衣草（*Lavandula x burnatii*）则是上述两种薰衣草衍生出来的后代。之所以叫"醒目"，不是因为它能够让人眼睛睁大不睡觉（虽然可能的确有些人会出现这种反应），而是因为它长得比纯正薰衣草及穗花薰衣草更为醒目显眼。这种品种之所以产生，是由于蜜蜂授粉时，把纯正薰衣草的花粉传给穗花薰衣草，于是产出兼有两种植物特色的新品种，能够帮助人们放松，但是不会像纯正薰衣草那样催人入眠；在处理呼吸道问题上，它又比穗花薰衣草更温和一些，适合给小孩或长者使用，现在授粉工作已由人工取代，培育出许多不同品种的醒目薰衣草。

　　一般人们印象中一大片整齐壮观的薰衣草田，大多是醒目薰衣草。它的萃油率比纯正薰衣草高，又可以大面积栽种采收，因此在价格上也会比较低。虽然在心理层面上的影响可能不如纯正薰衣草或穗花薰衣草显著，可是在身体层面上的应用范围广泛，日常生活中有需要大量使用薰衣草精油但又有预算限制时，醒目薰衣草是很棒的一支精油^①。

　　芳疗中还会使用一种薰衣草叫头状薰衣草（*Lavandula stoechas*），花形和前述3种薰衣草有很大的不同，有兔子耳朵般长形的花瓣，气味上也很不一样，非常强烈，像一颗尖锐的石头。头状薰衣草生产的精油含有较多的酮类化合物，这一类化学物质大多比较刺激，所以在使用上要更注意剂量。它常被用来缓解痛经及严重的呼吸道黏液，算是一支不到最后关头不会拿出手的精油。

注｜　① 我要承认，过去有一段时间，我对醒目薰衣草这种人工栽培的品种，在其芳疗应用上是有点不屑一顾的，不过在一次使用经验后我对它大大改观。有一次我去爬山，因为平时不常运动，大量活动后双腿乳酸堆积得厉害，但出门在外调油选择不多，我以醒目薰衣草为主角来调按摩油，按摩不到半小时，双腿就只剩关节处有些因过度使用而产生的酸涩感，腿部肌肉的酸痛不翼而飞。它让我发现原来单纯因为身体使用过度而产生不适，芳疗的缓解效率竟可以这么高；如果身体有些问题用芳疗处理一阵子还不见起色，或许需要往更深的层次，如情绪方面去探索，重新设计配方。

薄荷家族：胡椒薄荷、绿薄荷、柠檬薄荷

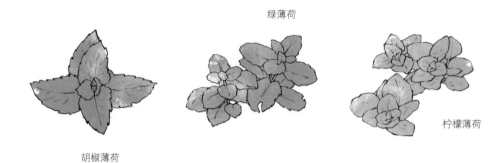

绿薄荷

柠檬薄荷

胡椒薄荷

介绍完薰衣草，其实芳疗中还有另外一种植物——薄荷，也拥有非常多的亲戚，让人眼花撩乱。这个家族里较常在芳疗出现的有胡椒薄荷（*Mentha piperita*）、绿薄荷（*Mentha spicata*）、柠檬薄荷（*Mentha citrata*），另外还有冬季香薄荷（*Satureia montana*）、夏季香薄荷（*Satureja hortensis*）、蜂香薄荷（*Monarda didyma*）。

胡椒薄荷的气味清凉，具有高穿透力，是一般印象中的薄荷味道，稀释涂抹在肌肤上会产生凉感，对于中暑、发烧有缓解作用，也能够缓解头痛。当然，薄荷原本就是广泛使用在烹饪中的香料，所以它对于消化也会有很好的帮助。晕车时除了把胡椒薄荷精油抹在太阳穴，也可抹在胃部外侧的肌肤。

绿薄荷更多了一点甜味，如果吃过绿箭口香糖，对于它的气味就不会感到陌生。绿薄荷与胡椒薄荷相比，少了些凉感，在止痒方面可能弱一些，但在处理消化问题时一样很厉害。也有资料提到绿薄荷能帮助分泌胆汁，对于身体消化油脂会有助益。

　　柠檬薄荷与前面两种薄荷的组成成分不太一样，它含有较多的酯类，可帮助放松。如果是劳累过度想用薄荷提振精神再挑灯夜战，用柠檬薄荷精油的话可能没多久就要找床铺睡觉啰！另外，它也可以增强生殖系统功能，不分男女都可以使用。

　　至于冬季香薄荷与夏季香薄荷，其实与薄荷没有关系，只是中文名称中有薄荷两个字。冬季香薄荷是多年生植物，夏季香薄荷是一年生植物，两者的强项在于抗菌、消除呼吸道黏液、增强性功能。蜂香薄荷也是与薄荷完全不同的植物，含有大量的牻牛儿醇，抗菌效果好，用于皮肤可以控油，但要注意剂量，剂量过高容易造成皮肤发红发热等现象。

鼠尾草家族：鼠尾草与快乐鼠尾草

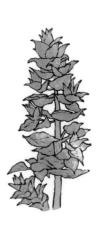

快乐鼠尾草

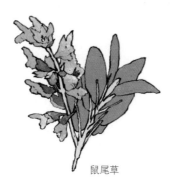

鼠尾草

　　最后，再介绍一组芳疗中入门者经常混淆的植物：鼠尾草（*Salvia officinalis*）与快乐鼠尾草（*Salvia sclarea*）。这两种植物对于平衡妇科相关内分泌都有帮助，只是在程度上不同。

　　如果是一般经期紊乱及经前症候群等情况，我会选择使用快乐鼠尾草精油，若是已有3个月以上经期未至，我才会考虑使用鼠尾草精油。之所以有这样程度上的差别，在于鼠尾草精油本身酮类成分含量比较高，是具有神经毒性的侧柏酮，因此在使用剂量上要特别注意。快乐鼠尾草则没有这种成分，因此不用有这种顾虑。

　　两种植物在作用效果上也不太相同，鼠尾草抗菌、消除黏液，帮助伤口愈合的效果突出，也是在西方国家常用的净化药草；快乐鼠尾草则适用于放松、护肤。鼠尾草像严谨的家族企业继承者，家中所有责任都一肩扛下，为了保护家人（我们的身体）具有比较强的攻击性；相比起来，快乐鼠尾草则像无忧无虑的游侠，遇到事情有四两拨千斤的能力，让身体轻松回到悠然自得的状态。

　　这样的比较，重点并不在于比较哪种植物更厉害，就算是相似植物，或许有作用重叠的地方，但每种植物仍有自己的特点，了解这点，就可以更容易挑选出符合自己需求的用品。

表一　薰衣草精油比较整理

品名	纯正薰衣草	穗花薰衣草	醒目薰衣草	头状薰衣草
代表成分	酯类	樟脑	兼有酯类与樟脑	酮类
突出作用	情绪放松、护肤	消解黏液、提振精神	身体层面的问题	通经、抗菌

表二　薄荷精油比较整理

品名	胡椒薄荷	绿薄荷	柠檬薄荷
代表成分	单萜醇、单萜酮	酮类（藏茴香酮）	酯类
突出作用	解热、助消化、镇痛	消化、分泌胆汁	放松、生殖系统养护

表三　鼠尾草精油比较整理

品名	鼠尾草	快乐鼠尾草
代表成分	酮类（侧柏酮）	酯类
突出作用	抗菌、消除黏液、净化	放松、护肤

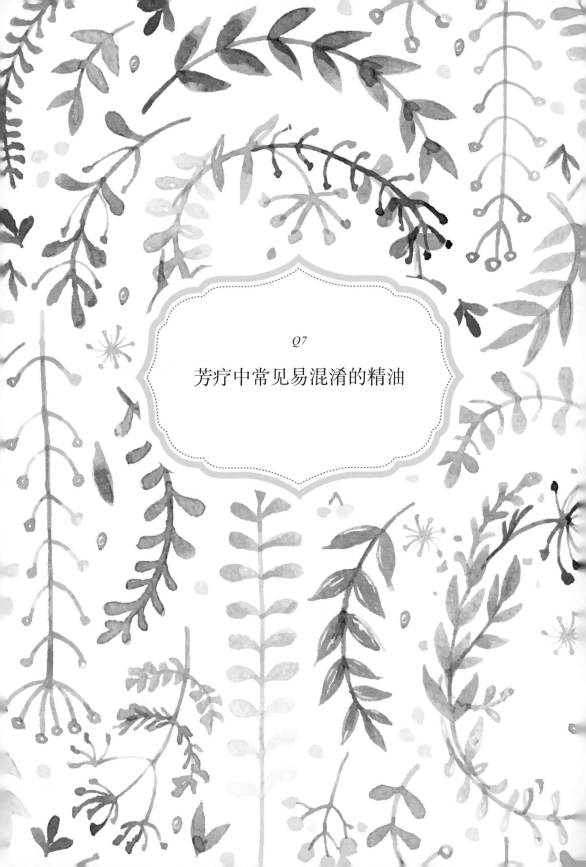

Q7

芳疗中常见易混淆的精油

　　前面介绍了同属不同种的精油，还有同种植物因为生长环境不一样，因而精油有不同的化学型。除此之外，还有一些精油是比较常见但又不容易分清差异的，在这里作一些介绍。

杜松（*Juniperus communis*）

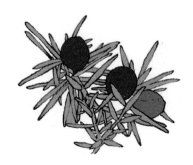

　　常见的杜松精油大概有3种：杜松枝精油、杜松浆果精油以及高地杜松（*Juniperus communis* var. *montana*）精油。杜松精油可加速体内的水分代谢，同时在空间、能量的净化上有很好的表现。杜松枝精油排水效果强，对于身体负责水分代谢的肾脏来说可能会造成负担，如果已知肾脏有功能低下甚至是疾病，可以改用较为温和的杜松浆果精油，或者使用杜松纯露。

　　高地杜松是生长在较高海拔地区的杜松，气味更为清冽，在能量净化上有非常卓越的效果。以净化效果来说，高地杜松精油＞杜松枝精油＞杜松浆果精油。

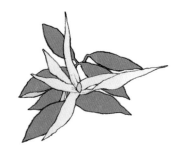

依兰（*Cananga odorata*）

　　依兰又有"香水树"之称，在香水产业里是很重要的香气来源，可以帮助放松、缓解酸痛。它的花朵蒸馏时间很长，需8～24小时，会依蒸馏时间分段产出精油，第1个小时蒸馏出的称为"依兰特级"，1～3个小时的部分为"依兰一"，3～4个小时的是"依兰二"，第4个小时到最后蒸馏出来的是"依兰三"。

　　"完全依兰"则是没有分段蒸馏的混合体。蒸馏前段产物多为容易挥发的小分子，气味比较轻盈，情绪放松效果好，蒸馏后段产物多为大分子，气味比较浑圆饱满，对于身体上的消炎镇痛效果更为突出。依兰特级与完全依兰的差异，只在化学成分的比例不同，作用上并没有分歧，可以依使用需求或气味偏好来挑选。

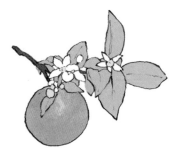

甜橙（*Citrus sinensis*）与苦橙（*Citrus aurantium*）

　　橙又分为甜橙与苦橙，这种植物在芳香疗法里面很特别，从叶片、花朵到果实都有精油产出，但三者气味相差甚多，精油萃取率也是天差地别。

　　通常花朵与叶片精油会使用苦橙，因其气味较突出，而果实精油则会用甜橙与苦橙。橙花要1500千克花朵才能产出1升的精油，果实则只需要200～300千克就能有1升精油，叶片居中，100～200千克生产1升精油。

苦橙花气味细致，可以调节自主神经、帮助放松、缓解焦虑，用于护肤可以减少皮脂分泌、帮助皮肤再生而有"回春"的作用，由于萃油率极低，精油价格也比较高，若想拥有橙花精油的效果，也可以使用纯露。

甜橙气味饱满可人，像在草地上郊游的幼稚园小朋友一样，让人心情不自觉变得开朗；苦橙气味稍带苦味，像正值青春期转换人生历程的高中生。两者果实都可以帮助消化，并带来阳光气息。苦橙叶气味沉厚，初闻是叶片的清新，深吸则出现苦味，在看似正常无事的表面下，悠悠发散出心底的苦。在购买橙类精油时，要特别注意产品标示，很容易出现不同部位精油混淆的情况。

肉桂（*Cinnamomum zeilanicum*）

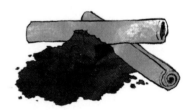

肉桂的枝、皮与叶都能蒸馏出精油，两者作用差异不大，但是气味相差很多。

肉桂皮是我们熟知的肉桂气味，在苹果派等甜点中会出现，肉桂枝的丁香酚与丁香花苞精油中的含量差不多，但化学成分种类比丁香多元一些，在气味上很接近丁香的味道。枝与皮萃取出来的精油对于皮肤刺激性较高，使用时建议稀释在植物油中，不然皮肤很容易发红、出现刺痛。肉桂叶气味较为温和，精油中易刺激皮肤的成分含量也较少，但相对来说，抗菌消炎的能力也温和一些。

甜马郁兰（*Origanum majorana*）、野马郁兰（*Origanum compactum*）、西班牙马郁兰（*Thymus mastichina*）

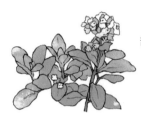

甜马郁兰

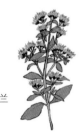

野马郁兰

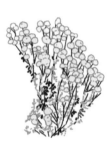

西班牙马郁兰

这3种植物中文名称虽然都有马郁兰，但属性完全不一样。甜马郁兰与野马郁兰都是牛至属，甜马郁兰气味轻柔，有帮助放松、平衡自主神经、扩充微血管，镇痛的作用；野马郁兰又称奥勒冈、牛至，是意大利料理中重要的香料之一，它对于消化会有帮助，但野马郁兰的强项在于消毒杀菌，如脚气、灰指甲等问题它都能派它上场，但其对肌肤的刺激性也高，要经植物油稀释后再涂抹使用。

甜马郁兰与野马郁兰只有一字之差，但功效相差甚远。通常我会这样记：甜马郁兰可以帮人进入甜甜的梦乡，是放松取向的精油；野马郁兰取则是奔腾的形象，是能激励、杀菌的精油。

从西班牙马郁兰的学名可以看出，它是百里香属的植物，与前面两种马郁兰分属在唇形科下的不同属，但西班牙马郁兰的外形与一般百里香不太一样，反而与甜马郁兰比较像，又常见于西班牙，所以就称之为西班牙马郁兰了。

种名mastichina与Mastic熏陆香有关，因此应该翻译为熏陆香百里香比较贴近学名（虽然它跟熏陆香也不太像）。西班牙马郁兰有着一般百里香的作用，提升免疫力、消毒杀菌，对于呼吸道感染有很好的帮助，而且是百里香家族中气味较温和柔美的一款精油，没有药味。适合在感冒初期使用。

香桃木（*Myrtus communis*）、柠檬香桃木（*Backhousia citriodora*）

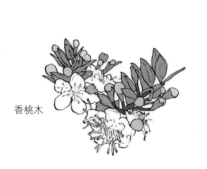

香桃木

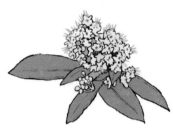

柠檬香桃木

这两者虽然中文名称都有"香桃木"三个字，但其实是桃金娘科不同属的远亲。香桃木又称桃金娘，是传说中维纳斯的桂冠上所使用的植物，与回春、美貌有关系，它也擅长缓解呼吸系统症状，可以消除黏液。

香桃木又分红香桃木与绿香桃木，两者是化学型（CT）的差异，作用相近，气味上颇不相同。红香桃木中乙酸桃金娘烯酯比例较高，约含20％，而在绿香桃木中不到2％。绿香桃木含量较高的是α-蒎烯，这样的差异表现在气味上，红香桃木气味较沉着，绿香桃木则比较轻盈。

柠檬香桃木最主要的成分是柠檬醛，这是一种消毒杀菌很厉害的化学物质，尤其是针对细菌，所以若有脚气、灰指甲，也可把它加入调理精油名单中。

艾草（*Artemisia vulgaris*、*Artemisia herba alba*）

芳疗中的艾草精油，与端午节用的艾草（*Artemisia argyi*）是同属但是不同种的植物。比较常见的是*Artemisia vulgaris*，又称北艾，另外也有*Artemisia herba alba*，又称白艾。两者差异不大，主要成分都是侧柏酮，具有神经毒性，用量不宜太多，也不宜长期使用。

　　艾草的拉丁属名Artemisia来自于希腊女神中的月神，也就是罗马神话中的黛安娜，艾草对于女性生理期有帮助。如果超过6个月都没有来月经，就可以考虑使用艾草精油调理。

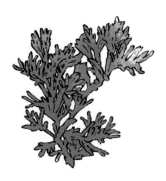

艾草，其精油中酮类成分较高
的植物常会有些银白色绒毛

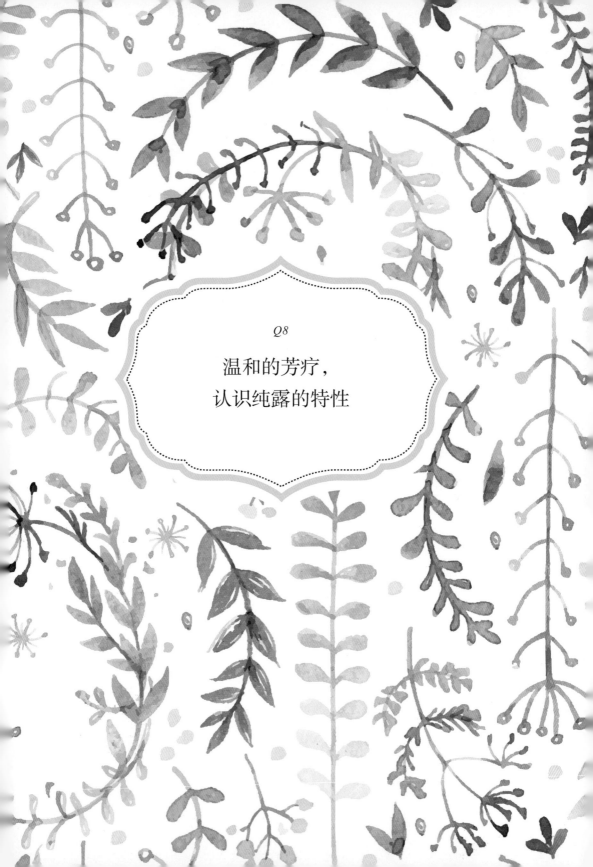

Q8

温和的芳疗，
认识纯露的特性

在基础篇中，我们曾提到纯露这种产品。它与精油是同一个生产过程中出现的不同产物，同样有着植物的芳香气味，但是因为性质不同，所以使用方法也相差很多。在过去的芳香疗法中，纯露很少会被提到，或者只被视为生产精油的副产品、没有精油时的替代品等。不过随着时代发展，芳疗的使用者、研究者增加，纯露的好处也渐渐为人所知。

为什么纯露这种产品在过去会被埋没呢？主要是因为跟精油相比，纯露的产量虽然很大，但同时运输成本也高，而且售价不高；另一方面，纯露本身容易受到保存环境变化的影响，从生产最终到消费者手上，这个过程有太多因素会影响其品质，从这两方面考虑少有生产商会提供纯露销售。

不过随着技术进步，以及前面提到的市场需求提升，越来越多的商家能够提供品质良好的纯露供消费者使用。例如，过去商家为了维持纯露品质稳定，可能会加入防腐剂、酒精等防止纯露变质，这样的产品或许可以用在皮肤上，但如果拿来饮用，就万万不可了。现在有微过滤技术，通常可以过滤掉200纳米以上的物质，而大多数细菌尺寸大于这个数值，如此一来延长了纯露的保质期。

那么，纯露的特点是什么呢？纯露拥有微量植物水溶性芳香分子，所占比例0.05%~0.2%，同时也含有大量的有机酸。含有少许的芳香分子意味着纯露有较为温和的特性，让我们可以放心直接将纯露使用在肌肤上，而不用像精油一样需要经过稀释才能安全使用；大量的有机酸则让纯露呈现弱酸性，和我们的肌肤相似，因此很适合用于肌肤保养。

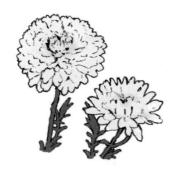

罗马洋甘菊

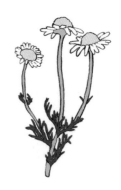

德国洋甘菊

过敏体质的福利：罗马洋甘菊纯露（*Chamaemelum nobile*）与德国洋甘菊纯露（*Matricaria recutita*）

另外，有机酸本身有一定的消炎作用，进入消化系统也可帮助消化，再加上不同植物芳香分子的特性，作用会有加成效果。如罗马洋甘菊纯露、德国洋甘菊纯露，这两种纯露对于敏感性肌肤可以说是必备的产品，具有强大的镇定作用，面对皮肤起疹、发痒、发红等问题都能够缓解。因为两种植物名称相似，所以常会有人好奇它们到底有什么不一样？其实两者作用效果相同，只是罗马洋甘菊是通过神经、皮肤系统起作用，减少过敏信号的产生，德国洋甘菊则是阻断皮肤受体接收过敏信号。

一般来说，如果是平常就容易产生过敏反应，我会使用罗马洋甘菊作日常保养；而若是已经出现过敏反应，我会选择使用德国洋甘菊。

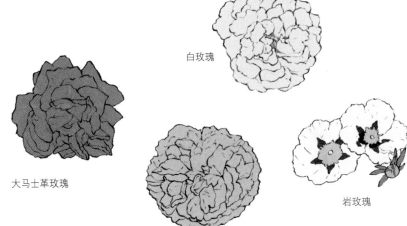

白玫瑰

大马士革玫瑰

岩玫瑰

千叶玫瑰

大马士革玫瑰（*Rosa damascena*）、白玫瑰（*Rosa alba*）、千叶玫瑰（*Rosa centifolia*）与岩玫瑰（*Cistus ladaniferus*）

另外，就是玫瑰系列的纯露也容易混淆。同样都是玫瑰，用起来是否有什么差别呢？要说大家都完全一样，那是不可能的，但也不会说大马士革玫瑰纯露保湿，而千叶玫瑰纯露控油，作用效果不可能相差太大。

一般来说，主要还是在于气味上的差异：大马士革玫瑰的荔枝酸香味突出，像是雍容华贵的皇后；白玫瑰尾韵有一种近似蜂蜜般的甜味，又多了一点点亲切感；千叶玫瑰气味最为清雅，有人形容它像清晨玫瑰花瓣上的露珠，还带有一点点青草的芬芳，我觉得像刚成年的公主。我常被问到，哪一种玫瑰纯露买的人最多，就我的观察，每个人心目中最爱的那一朵玫瑰香气都不一样，每种玫瑰都有自己的支持者。

除了气味，3种玫瑰的差异大概在于对心灵的影响。大马士革玫瑰有种完全敞开、毫无保留给予爱的霸气，或者说，能提升我们的自信，相信自己的付出是值得的，相信自己是有能力可以付出的；白玫瑰因为花朵是纯净的白色，和包容一切、付出无私的爱有关，也能提升我们天真无邪的特质；千叶玫瑰因为花瓣繁复、重重包覆相叠，所以叫作"千叶"，如果在情意表达上容易出现"心有千千结"的情况，可以考虑使用千叶玫瑰帮助纤细的自己慢慢绽放出个性。

至于岩玫瑰，虽然它的中文名称中也有玫瑰两个字，很容易被认为是玫瑰的一种，但从拉丁学名就可以知道，其实它和玫瑰完全没有关系。

有许多使用者满心期待的打开岩玫瑰纯露，接着就会出现受到惊吓的表情。它的气味浓烈，有人说像烤地瓜，有人说像乌梅汁，总之和印象中的花香是搭不上边的。虽然气味接受度不如玫瑰，但是岩玫瑰强大的作用效果还是征服了很多人。它外用在肌肤上有很强的收敛作用，能够紧致皮肤，且止血效果也很好。如果有一些轻微出血的情况，如流鼻血、咬到舌头等不方便用精油，用岩玫瑰纯露冲洗伤口，很快就能看到止血效果。在拔完牙之后，也可以考虑使用岩玫瑰纯露漱口，帮助凝血①。如果拿来饮用，能够改善子宫内膜异位或经血过多，也有使用者会用它来处理儿童因肠病毒感染引起的发烧。

注 | ① 有朋友拔完牙后，回家马上用永久花纯露漱口，结果又出现血丝。请记得，刚拔完牙用岩玫瑰纯露漱口，待伤口愈合后才开始用永久花纯露。

微量温和不代表没有作用

　　在我们的生活经验中，很多东西的作用效果都与实际用量呈正比，也就是浓度越高作用越大。但在芳香疗法的世界中却不一定如此。

　　没有闻过纯露的朋友应该很难想象，虽然只含有不到1％的芳香分子，但这种水溶液的气味却是如此鲜明。相信使用过纯露帮助消化的朋友，不会怀疑这样温和的产品的作用。事实上，我们的身体对于外来物质非常敏感，然而在成长过程中，因为接触到的物质不同，我们身体的敏感度也会有所不同。

　　纯露外用时，芳香分子会通过细胞间隙渗透到肌肤下的血管，所以和精油一样能给予皮肤支持；饮用时，则会进入全身的循环系统，在胃肠黏膜就会被吸收进入血液，我们身体约70％是水分，血液中更达到约90％，细胞中也充满水分，因此不难想见，我们饮用的水对于身体健康会有很大的影响。

　　一般来说，芳香分子浓度越低，对于使用者的作用越偏向精神等细微的层面，浓度高时则是针对身体层面的作用。因此在紧急的情况，如感受到快要感冒时，我稀释纯露饮用的比例可能是一半水、一半纯露，如果口感能接受，甚至直接喝纯露。另外，因为纯露本身是水溶液，所以对于与水相关的症状效果会更明显一些，如水肿以及情绪释放等。

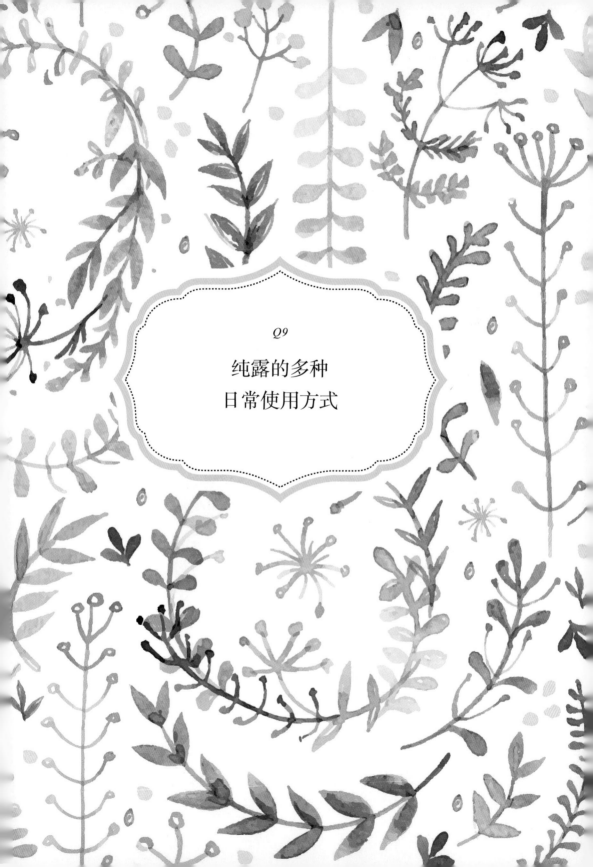

Q9

纯露的多种
日常使用方式

　　前面，我们介绍过纯露的特性，如此温和的产品，究竟该如何在日常生活中使用呢？纯露可以拿来作肌肤保养、饮用、清洁、敷眼，当然，这些使用方式有一个大前提就是，纯露品质要足够好，可以接触我们敏感的视觉器官，以及进入身体循环时带来的是帮助，而不是农药、重金属、防腐剂、酒精。

　　在确认手上拿到的纯露品质优良后，接下来我们会思索的可能是：我该拿手上这瓶水溶液怎么办呢？

　　纯露的应用方式非常广泛，举例来说，早上起床，我会先用纯露喷湿全脸，到快滴下来的程度，然后用化妆棉擦掉，再喷一次，再擦掉，这算是我早上的洗脸步骤。之后第3次用纯露喷脸，一样是到水快要滴下来的程度，然后取一些面油抹脸，完成早上的保养；喝水时我会加入纯露，就能有花草茶般的享受。

安全饮用纯露

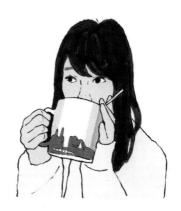

　　回到纯露的本质，它是水蒸馏植物芳香部位的蒸汽冷凝后形成的水溶液，大部分其实是水，含有微量的植物水溶性芳香分子。纯露本身可以直接喝，只是口感不太好，气味太浓郁反而觉得苦涩（是的，虽然纯露只含有0.05％～0.2％的芳香分子，看起来非常少，但对于我们身体来说已经足够了）。

　　通常，我们会再把纯露加到水或其他饮品中使用，这样气味层次能够呈现出来。所以我们可以知道，稀释纯露和稀释精油的原因不同，前者只是气味上的考虑，稀释比例随个人的口味喜好调整，没有严格的限制；但是精油稀释是有安全以及使用效率方面的考虑，所以会依使用部位不同，有不同的稀释比例。

　　那有没有直接喝纯露的时候呢？老实说，我个人在感觉快要感冒时，会喝沉香醇百里香或者蓝胶尤加利纯露。如果加到水里还是觉得改善的效果不大，这时候我就会直接喝纯露，感冒的症状会有所缓解[①]。

　　不过，如果我们使用纯露调理特定问题，其实不用这么多的量，平均一天喝20~30毫升的纯露，就能够感受到它带来的帮助。至于要加多少水稀释？前面提到了，这个随个人喜好的口味调配，没有规定。就像调蜂蜜水一样，要加多少蜂蜜到多少水里，完全看个人喜好。一般来说，大概350毫升的马克杯中加3~5毫升的纯露气味就不错。

　　饮用纯露时，早上我会用比较明亮、清新的气味，像是香蜂草、月桂、迷迭香等纯露。吃饱饭后，会来一些胡椒薄荷、柠檬马鞭草纯露帮助消化。晚上睡觉前，喝点橙花或菩提纯露酝酿睡意[②]。

注｜① 感冒、免疫力、呼吸道问题要如何使用纯露及其他芳疗产品，请参考P.150。
　　② 关于睡眠障碍的产品选择，请参考P.114。

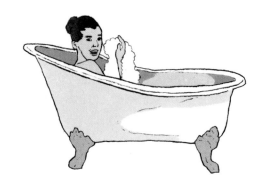

将纯露用于居家清洁与扩香

平常打扫家里时，也可以把纯露加到清洁剂里，用来拖地、洗衣都很棒！拖地时，我一桶水加10 ~ 20毫升的纯露，洗衣服则是30毫升左右。加入纯露的量没有限制，主要是气味还有成本上的考虑，泡脚、泡澡的时候，都可以加入纯露。泡脚水大概加10毫升纯露，泡澡水大概加50毫升纯露，让浓郁的香气慰劳辛苦工作一天的自己。

如果平时有蒸脸的习惯，也可以用纯露取代蒸馏水来蒸脸，那真的是一种享受。倘若家里使用香薰机，也可以试着把橙花、玫瑰纯露加到里面使用，享受淡淡的花香萦绕。

我平时使用扩香石，有时会把这两种纯露加到盘面上，取代同类型单价较高的精油来扩香。我一直很难忘怀，有一次将玫瑰纯露倒在扩香石上，再加上岩兰草、甜马郁兰精油，还有一瓶柑橘类的复方精油，之后就离开房间去洗澡，回到房间后闻到的香味感觉是很绅士、温柔、体贴又有赤子之心的男性形象。

玫瑰纯露的花香软化了岩兰草的刚毅线条，而甜马郁兰带来柔和的一面，再用柑橘类精油搭配岩兰草，感觉像沉稳看待世事但依然保有天真的成熟男性，整个气味很温柔的包裹着自己，能让人安心入睡。如果你很想尝试花香，但又有预算上的限制时，纯露真的是一个很好的选择。

同时舒缓身与心的纯露保养

另外，在日常生活之中，我们可能会遇到一些小状况，纯露也都能派上用场。例如，眼睛感到干涩、疲倦时，可以将化妆棉浸湿纯露，湿敷眼睛10分钟；很多人使用纯露作洗眼液或当眼药水这样直接进入眼部的方式。

不过，一般提到能直接使用在眼睛的纯露有4种：德国洋甘菊、罗马洋甘菊、矢车菊、香桃木，其中前3种很容易受到环境影响，开封后很难保证没有微生物污染，所以我不建议经常将纯露作为洗眼液、眼药水来使用；如果真的遇到严重问题（如结膜炎），手边有未开封的洋甘菊纯露（前提是经微过滤）可以考虑冲洗眼部，快速缓解炎症。

但是，以我自己的经验来说，其实湿敷就会有效果，而且更为安全。眼睛是很敏感的器官，而且它原本就有不让异物进入的保护机制，因此我们在保健上，应该选择比较谨慎的方式，而不是增加风险，造成眼睛的负担。用玫瑰纯露敷眼睛也很舒服，可以帮助血液循环；永久花纯露则有化瘀的作用，如果前一天晚上哭了，隔天又有重要的会议不方便以红肿的眼睛示人，可以考虑用玫瑰混合永久花纯露一起湿敷。

用永久花纯露湿敷，对于瘀青也会有帮助，而当成化妆水使用时，能够紧致肌肤、均匀肤色、净化色斑。另外，它也常被用来当成漱口水，强化牙龈，可以考虑以永久花纯露与水按1：1的比例漱口3～5分钟，这样比单纯使将精油加到水里漱口安全得多，也不会对口腔黏膜造成刺激。

　　如同前面讲的很多例子，纯露可以混合在一起使用，有时反而比单独使用效果更突出。

　　我一直使用大马士革玫瑰纯露作肌肤保养，但有一天脸上起了不明的疹子，我就先用德国洋甘菊纯露处理，不到10分钟疹子开始消退。晚上保养皮肤前，我大量喷洒德国洋甘菊纯露，希望可以让疹子完全消掉，之后再进行一般的保养程序，第二天醒来，发现皮肤比往常更细嫩光滑。我最近使用大马士革玫瑰纯露混合马鞭草酮迷迭香纯露，也感觉皮肤状态很好。

　　纯露混搭时，可以先喷一种纯露，再喷另外一种纯露，或者把两种纯露混合在瓶中使用，依个人使用习惯而定。我常也会被问到，哪一种混合方式效果比较好，我只能说，就像吃饺子一样，是先蘸酱油再蘸辣酱，还是把酱油跟辣酱混在一起，不是效果差异，是个人习惯不同。

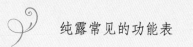 纯露常见的功能表

作用属性	纯露种类
护肤	玫瑰、茉莉、菩提（保湿） 橙花、金缕梅、薄荷（控油） 洋甘菊、薰衣草、香蜂草（敏感肌） 永久花、岩玫瑰、矢车菊（抗皱）
睡眠	橙花（自主神经）、洋甘菊（情绪）、菩提（安定心神）
消化	迷迭香、胡椒薄荷、月桂、柠檬马鞭草、百里香、 西洋蓍草（消化机能低下） 橙花、香蜂草（焦虑引起的消化不良）
呼吸道	香桃木、杜松、丝柏（缓解症状） 百里香、尤加利、迷迭香（提升整体免疫力）
妇科保养	玫瑰、鼠尾草、天竺葵、丝柏（稳定妇科相关内分泌） 永久花、岩玫瑰（子宫内膜）

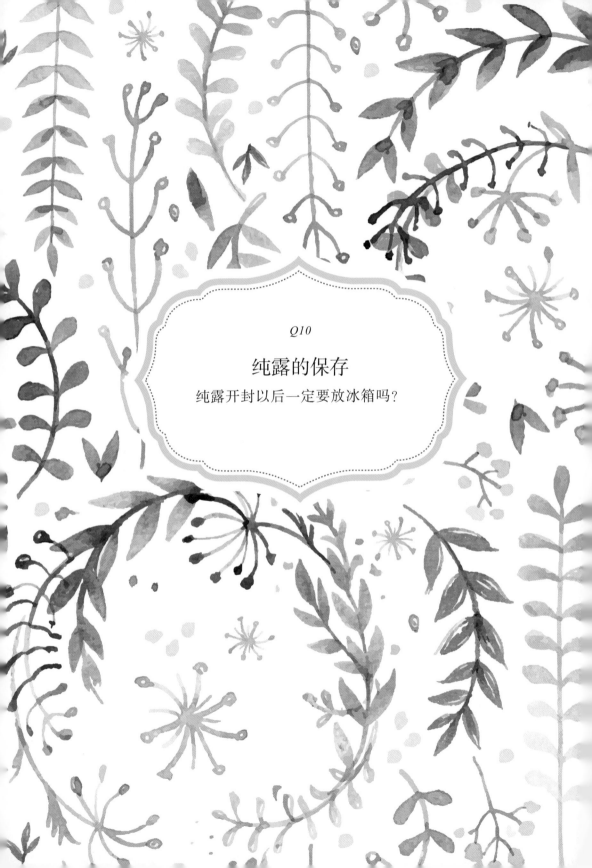

Q10

纯露的保存

纯露开封以后一定要放冰箱吗？

　　适当的保存方式与产品本身的特性有关。纯露是蒸馏过程中含有水溶性芳香成分的水溶液，大部分为有机酸，容易因照射到阳光、反应温度变化，以及受到细菌影响而变质。针对这样的特性，冰箱因为温度恒定，且不是细菌活跃的温度，更不会照射到阳光，所以是比较理想的保存环境。

　　若是保存环境本身是阴凉处，没明显的温度变化，也没有大量细菌，基本上纯露也不会变质。由于每个人的保存环境条件并不相同，所以通常会建议最保险的保存方式，也就是放到冰箱里。不过要注意，用冰箱保存通常会再分装出来使用，避免每天拿进拿出，反而让纯露时常有温度的改变，增加变质的可能性。另外，纯露要保存在冰箱里面，而非冰箱门上，因为冰箱门是冰箱中温差最大的地方。

　　除了保存环境，每种纯露的稳定性也有所不同。如玫瑰纯露本身有些抗菌力，不容易受到环境影响产生变化，如果连这样的纯露都很快变质了，那么你真的要注意一下保存环境是否太过潮湿，或者需要全面清洁。

　　如德国洋甘菊、罗马洋甘菊、矢车菊、金缕梅等纯露，比较"娇气"，所以保存环境力求稳定，建议若短时间内（一个月）无法用完，请分装出来使用，原装瓶放冰箱保存。分装使用时，最好先用酒精将分装瓶润洗一次，倒掉酒精，再倒入一些纯露润洗一遍，减少可能残留的酒精，再正式分装纯露。

纯露变质的信号

　　那么，要如何判别纯露是否变质呢？纯露开封之后，因为接触到空气，气味上会产生一些改变，这是正常的，但如果出现了很明显的酸败气味，那么可能就已经开始变质。就像是刚做好的饭与放了半天之后的饭相比，气味上一定有所不同，可是这样的气味差异，跟饭馊了的气味相比，是非常不一样的。

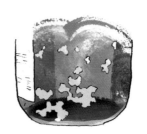

纯露中如果出现云朵般的悬浮物，不要直接用于敏感部位

　　此外，如果纯露中出现悬浮物，那么也是产生变质的指标。纯露在整个生产过程中，从蒸馏完毕到收集再到填充包装，过程中有各种污染的可能性，对于品质要求高的商家会用各种方式避免这样的情况发生，如在无菌的环境下收集、填充产品，或者填充时使用微过滤，降低纯露中可能存在的微生物数量。

　　理论上，高品质的纯露不应该出现肉眼可见的杂质，不过在我的使用经验中，还是遇到过纯露中有些许植物残渣，会累积在瓶底部，随着摇晃液体时而浮动，静置一阵之后又沉淀，并不影响使用品质。可是，如果出现的是像云朵一般的悬浮物，很可能是由细菌繁殖而成，那么建议不要再用于比较细致敏感的皮肤部位，如脸部、私密处等。

　　一般身体健康的情况下，遇到一些微生物是有足够抵抗力的，但若身体已经处于较弱的情况（又不自知），这时又大量使用已经有微生物繁殖的纯露，会产生不好的影响。尤其是用于婴幼儿、孕妇以及年事高的长辈时，更要注意纯露的品质。

纯露变质了，该怎么处理？

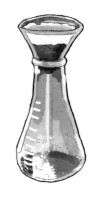

　　那么，如果手上的纯露已经变质，该怎么办呢？全部倒掉实在有些心痛，通常我会把纯露过滤一次（用咖啡滤纸或细致的棉巾），把悬浮物滤掉后再将纯露煮沸。煮沸的过程中会散失一些芳香分子，因此作用效果会比原来弱一些，但是依然会有香气。煮沸之后的纯露，我可能会直接拿来当泡脚水用，或者装进瓶子里，在打扫卫生时加入水中，让环境有植物的芳香。

这样看起来纯露的保存似乎有些麻烦，也因此有些商家会在纯露中添加防腐剂或者酒精，这样产品变质的可能性就会被降低许多，但是，这也代表了我们在使用这样的产品时也会接触到防腐剂和酒精。长期使用这样的产品都有可能造成皮肤的不良反应，通常我们也不会称呼这样的产品为纯露。

另外，由于纯露是蒸馏植物而得的产品，因此它的气味、成分也会受到植物生长的风土条件影响，每一年，甚至是同一天不同时段采收的植物，蒸馏出来的产品在气味上都不会完全相同。就像每一年的橘子，虽然都有橘子味，但不会完全一样。

这样气味上的差异，不见得每个消费者都能接受，于是也有商家会使用芳香分子单体，让每一年、每一批产品的气味闻起来都是标准一致的，而这样的产品，也不能被称为纯露。在购买产品时，请多了解与确认供应商提供的产品成分，若是添加了其他物质，是万万不可拿来饮用的。

纯露的独特性质，对于习惯使用市售护肤品的消费者来说，在转换芳疗护肤的路上可能会有些却步，毕竟市面上多的是动辄放3年都不会坏的护肤品与数十年如一日的气味。

不过，可以思考的是，这样"稳定"的产品是由什么样的成分所建构出来的？就像新鲜水果与水果罐头的差异，如果我们吃水果是希望能获得酵素、维生素等营养，那么新鲜水果会是比较好的选择，但同时我们也会承担因存放环境与时间造成的变质风险。如果是出于口味上的考虑，希望每一次都吃到甜度一样的水果，那么，人工加工过的水果罐头可能比较容易达到这样的需求，但是，水果罐头能否像新鲜水果一样提供营养素，以及长期食用是否会有糖分摄取过多的问题，就是消费者自己考虑后需要做出的选择。

纯露变异度表

（1）容易受污染的纯露

开封后若在1个月内无法用完，务必分装使用，原装瓶放冰箱保存：德国洋甘菊、罗马洋甘菊、矢车菊、金缕梅、圣约翰草、菩提。

（2）较易受污染的纯露

在气温较高、温差较大时，建议放冰箱保存：香蜂草、杜松、胡椒薄荷、西洋蓍草、丝柏、大西洋雪松、柠檬马鞭草、橙花、茉莉。

（3）不易产生悬浮物的纯露

若是外用，且冰箱没有空间，可考虑放在阴凉处保存：玫瑰、百里香、尤加利、香桃木、迷迭香、肉桂、薰衣草、永久花、月桂、鼠尾草。

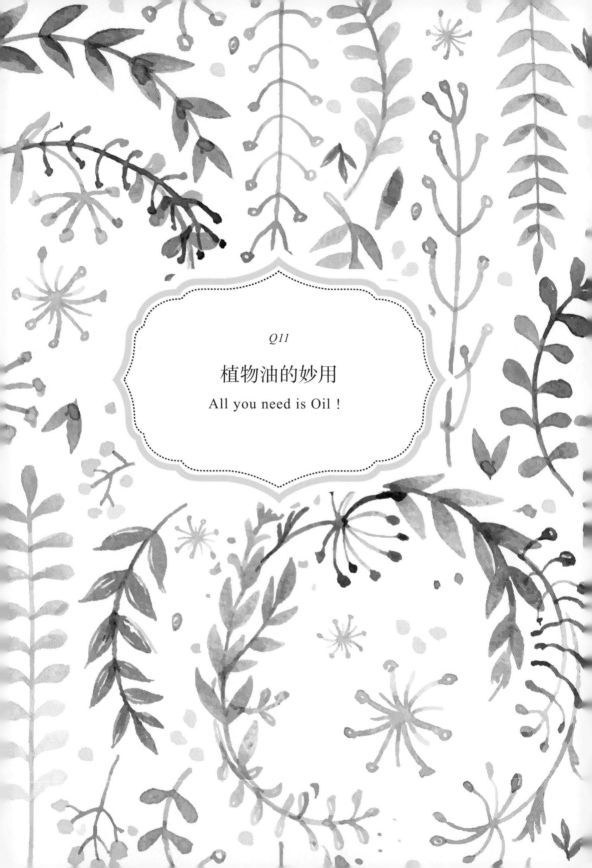

Q11

植物油的妙用

All you need is Oil！

以我自己的经验以及与众多芳疗使用者交流，植物油在我们接触芳香疗法的过程中，常会最后一个才被认识、使用。

直观上，芳香疗法就是有香气环绕，所以精油长期以来都是芳疗中最亮眼的主角，近年来，纯露成为新兴红人，有从"蒸馏精油的副产品"跃居护肤保养新宠儿的态势。虽然我们几乎每天都会接触到植物油，但它在芳香疗法中却一直是低调到几近被忽略的存在。

可能正因为我们日常生活中经常使用植物油，每天饮食中也一定会有它，所以反而不觉得它有什么神奇之处。第二，有许多疾病被认为是生活中过多的油脂摄入造成，因此当芳疗要使用植物油时，可能会担心影响健康。第三，油性肤质的人已经体验"油感"，因此想到皮肤要油上加油，难免心生抗拒[①]。

回到最初的问题，为什么芳香疗法中会使用到植物油呢？因为精油本身不适合长期直接涂抹在肌肤上，因此需要稀释的介质。在众多可以溶解精油的介质中，植物油对于肌肤保养以及身体保健具有突出的效果，最适合来担负这个重责大任。

不过，由于前面提到的3个被忽略的问题，加上调配按摩油时要计算浓度，因此，虽然植物油在芳疗中扮演了很重要的角色，但在大部分的使用者经验中还是不被重视。当我自己开始认真了解植物油的特性后，觉得它实在是我们身体健康运作的基石，不应该仅仅只是芳疗中的配角。那么，它的重要性何在呢？

注 |　① 油性肌肤为何还要使用植物油保养肌肤？在肌肤保养篇，P.128中有详细说明。

　　我们从饮食中摄取的营养素可分为6大类：蛋白质、脂肪、糖、维生素、矿物质、水。这6种营养素在维持身体的健康运作中皆有不可或缺的地位。脂肪在现代社会中被大家避之唯恐不及。事实上，我们身体的细胞膜的合成原料就来自脂肪酸，脑细胞、神经细胞的原料也是脂肪酸。我们的细胞每天都在更新，如果没有好的原料，就难"产出"好的细胞，因此，摄取品质良好的脂肪酸是一件非常重要的事。

　　除此之外，神经细胞间信号的传递也需要脂肪酸，有许多健康问题往往只是因为欠缺了足够的脂肪酸，因此造成系统的失调，如经前症候群、过敏等。更何况，有些脂肪酸是身体稳定运转必要的，但偏偏又是人体无法自行合成的，因此，必须通过饮食摄取才能够保持身体健康，这一类脂肪酸我们称之为"必需脂肪酸"，植物油正是这类脂肪酸很好的来源。

植物油、动物油与矿物油脂的比较

植物油在植物的生命中扮演着能量供应的角色，当新生植物尚未发展出自行光合作用的能力时，就会使用储存在种子中的油脂为自身生长提供营养。

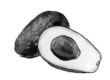

植物油的来源常是植物果实、种子、胚芽

除了植物油外，我们常听到的"油"，还有动物油脂及矿物油，这些油脂都可以稀释精油，但为何芳疗使用植物油呢？因为植物油除了甘油三酯这个基本成分外，还含有因植物生长需要而产生的各种脂肪伴随物质，能够强化脂肪酸在植物体内的作用效果。

如鳄梨（牛油果）油，来自于牛油果果肉，由于对植物来说繁衍是最重要的事，富含油脂的果肉吸引了动物采食，然而果肉中还有其他成分，可以保护果实不容易受到天气影响而失去对于动物的吸引力；或者延长果实的成熟时间，让果实有更长的食用期限来等待动物食用并帮助其繁衍。这些其他成分，对于植物油的保存以及皮肤保养，都有很高的价值，也是其他种类油脂没有的特点。

常在饮食中通常已摄取足够的动物油脂

现代饮食习惯中，荤食者大多已摄取足够甚至过多动物油脂，且饮食中的动物油脂大多为饱和脂肪酸[②]，身体可自行合成，因此不必过多摄入。

矿物油则是从石油中提炼而成，特点是稳定、质地滑润，难以被皮肤吸收并利用，可以把它想象成保鲜膜，能够保持食物新鲜，但对已经开始腐败的食物却无回天之术，无法将其恢复到健康的状态。对于皮肤保养也是，矿物油很适合拿来保护肌肤免受外来物质刺激（如洗涤剂等清洁剂），但当皮肤已受损、老化，矿物油最多是被动隔离，无法主动提供营养，让肌肤回到更健康的状态。

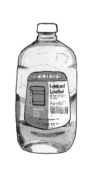

透明无色的矿物油来自于石油提炼

注 | ② 鱼油富含不饱和脂肪酸，但同时也有毒素富集的疑虑，若想补充不饱和脂肪酸，植物性的来源更加安全且对环境友好。

可是，当严重烧烫伤时，防止水分散失的表皮层可能已经损坏，这时真皮层直接暴露在空气中，可能造成脱水现象，而这时几乎不会与细胞有化学反应的矿物油就是防护的最佳选择。如果用植物油，反而会因为其高活性，让肌肤更加疼痛。

每一种油脂都有其特性，使用者在了解之后，就能依自己的需求挑选真正适合的产品。

植物油蕴含丰富的营养价值

除了将植物油涂抹在肌肤上，其实我们最常做的是口服植物油。听起来好像很专业，但这其实就是我们在吃东西时摄取的。这个看似无奇的生活习惯，其实暗藏玄机。前面提到，脂肪酸是维持身体健康必要的营养素，但当我们吃进脂肪酸后，它在身体里的分解并不会很迅速，不会立刻就变成身体可以利用的物质，中间会经历一连串的化学变化，需要身体中的矿物质、维生素等一起参与。

不过，要注意的是，并不是所有摄入的脂肪酸都可以顺利参与这个过程，经过高温、重复加热的油脂营养素会被破坏，身体可利用的资源也变少了。所以，在使用植物油时，要特别注意品质是否已经被破坏，以及使用方式是否会造成营养素流失。

大部分的植物油提供了丰富的不饱和脂肪酸③，这些脂肪酸可分成3类：Omega-3、Omega-6、Omega-9，它们在我们身体中分别有着不同功能。Omega-3在身体内会被转化成前列腺素3（PGE3），

注｜③ 市面上很常见的椰子油主要为饱和脂肪酸，因为身体能够自行合成，且饮食中大多有足够来源，所以在此不多讨论。但值得注意的是，虽和动物脂肪一样是饱和脂肪酸，椰子油成分的结构特殊（中链脂肪酸），很容易被身体利用，不易造成心血管负担。

这种内分泌物质可以减弱前列腺素2（PGE2）的作用，也就是减少炎症反应，另外也是大脑、神经及眼睛等组织的细胞基石。所以常有人提到过敏或皮炎可以多吃富含Omega-3的植物油，想改善视力也可以用它，代表性植物油如亚麻籽油，α-亚麻酸是它的主要成分。

Omega-6则会被转化成前列腺素1（PGE1）以及前列腺素2（PGE2）。前列腺素1同样可以消炎，还会影响神经递质传递；至于前列腺素2，它负责让白血球聚集在一起，也会增加痛觉敏感度，这对于身体来说是很重要的事，就像警报机制，让身体对有害物质入侵能够做出适当回应以维护健康。然而，当前列腺素2过多时，身体的警报机制就会过度敏感，产生过敏反应，严重时甚至会造成自体免疫攻击。

值得庆幸的是，机体会维持特定的平衡。当我们摄取植物油中的Omega-6时，大部分会被身体转化为前列腺素1，只有在需要的时候才会转化为花生四烯酸，再转化成前列腺素2。那么，为什么过敏还是很常见呢？这是因为肉、蛋、奶中含有丰富的花生四烯酸，会直接转化成前列腺素2，我们吃进去多少，身体就会转化多少，而不像植物油，身体会依需求去调整转化比例。

过去提到缓解过敏、炎症等问题，常会建议增加Omega-3的摄入。其实，植物油中的Omega-6脂肪酸更有帮助，如γ-亚麻酸在体内会更有效地直接转化成前列腺素1，而富含γ-亚麻酸的植物油有琉璃苣籽油、月见草油、黑醋栗籽油等。

至于Omega-9脂肪酸，其实身体也可以自行合成，但是口服的利用率比较高。最常见的Omega-9脂肪酸是油酸，最具代表性的植物油就是橄榄油了。普遍印象中，橄榄油有降低胆固醇、减少心血管疾病的作用，这主要是来自于Omega-9的作用，当然，还有橄榄油其他的脂肪伴随物质，如橄榄多酚、植物固醇等的加成效果。

脂肪酸进入身体中，后续的化学反应都需要维生素、矿物质等的帮助。身体中这些资源有限，所以，保持脂肪酸摄取平衡是很重要的一件事。Omega-3与Omega-6理想的比例是1∶4。由于一般荤食很容易摄取到Omega-6，因此在补充植物油时可以考虑加强Omega-3的摄取，如亚麻籽油、黑莓籽油、覆盆莓籽油、沙棘果油和黑醋栗油等。

通过认识植物油的成分，我们能大概掌握每种植物油的特性，然而，每种植物因为生长环境不同，特性也不一样，会发展出不同的脂肪伴随物质，这些物质的作用效果，并非加法那样简单。

使用芳香疗法，就是在与植物对话，植物油如此，精油、纯露也如此，同样的产品，用在不同人身上会有不同的效果，就像与人交往一般，光看个人简介与面对面交谈在认识上会有差异，真正去使用产品，细细体会它与自己身体的交互作用，也能够更了解自己。

三种不饱和脂肪酸的比较

	Omega-3	Omega-6	Omega-9
身体需求	必需脂肪酸	必需脂肪酸	人体可合成
产生内分泌物质	前列腺素3	前列腺素1、2	帮助前列腺素3利用
作用	减少发炎、血液凝块。大脑、神经、眼睛细胞基石	1. 影响神经细胞传递、抗拮发炎反应 2. 聚集白血球、增强痛觉	降低胆固醇、减少心血管负担

甘油三酯是什么？
（饱和脂肪、不饱和脂肪、反式脂肪是什么？）

在我接触植物油的过程中，最头疼的就是各种化学问题了。偏偏植物油的许多特性就与其化学成分有关，如前面提到的各种脂肪酸，其实就是由它的化学结构来命名的。

图1　油脂的主要成分——甘油三酯结构图

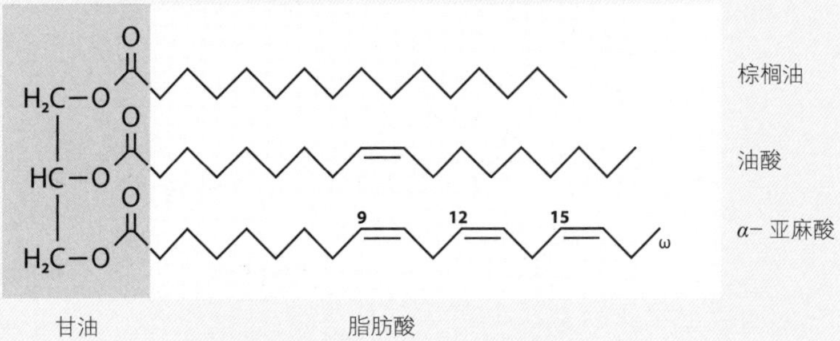

在我接触植物油的过程中，最头疼的就是各种化学问题了。甘油三酯是一种由1个甘油分子和3个脂肪酸分子组成的酯类有机化合物。如图1所示，油脂有共同的部分，也就是前端的甘油结构，它们会串连在一起，后面连接不同的脂肪酸。

前面提到的Omega-3、Omega-6、Omega-9化学性质活泼。其中Omega-3最不稳定，其次是Omega-6；Omega-9与它们相比较为稳定。

进入身体后，Omega-3与Omega-6都是比较活泼的脂肪酸，会自己主动去找细胞"交朋友"。Omega-9虽然也会有主动"交朋友"的能力，但不会像其他两类那么活跃。

　　另外还有一种脂肪酸叫作反式脂肪酸，人体无法辨认及利用这种脂肪酸。这种脂肪酸以极微量的方式存在于自然界中。量少时，人体有能力排出这样的脂肪酸，但是当大量摄取时，就会囤积在体内造成不好的影响，最常见是堆积在心血管、形成内脏脂肪等。这类脂肪酸最大的来源，就是被高温破坏的油脂及人造油脂，如人造奶油或酥油等。

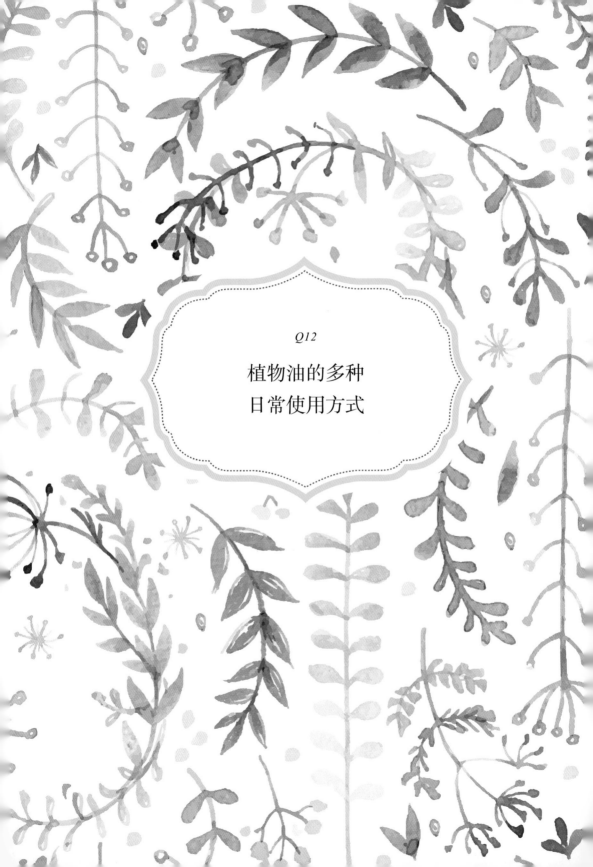

Q12

植物油的多种
日常使用方式

植物油是维持身体健康不可或缺的存在，那么，该如何把这样的好东西运用在生活中呢？其实最简单的方式就是从"吃"开始。

我们最常通过饮食接触植物油，然而通常的饮食、烹饪习惯让我们虽然吃进去许多油，但真正可以被身体利用的却非常少。植物油中的脂肪酸会与身体有许多互动，当植物油的温度过高，这些原本可以被身体利用的脂肪酸就会变质，变成身体难以利用的反式脂肪，其他可贵的营养成分也会被破坏掉。因此，如果希望感受植物油给身体带来的帮助，挑选冷压初榨的植物油口服是很好的方式[①]。

不过，要直接吃一口油可能会有些心理障碍，或许我们可以用理智说服自己做这件事，但其实也可以不用那么纠结，品质良好的植物油都会有一种油脂香气，拿来拌面或者蘸面包都非常适合。如已经普遍使用的橄榄油，如果还是觉得难以入口，可以加柠檬汁搅拌一下使之轻微乳化，就能成为很好的沙拉酱，用来拌生菜或者余烫过的青菜都很不错。另外，如南瓜籽油具有饱满的坚果香，也很

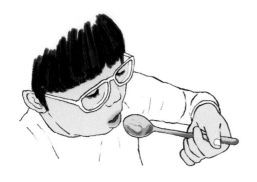

注 | ① 荷荷芭油于主要成分是植物蜡，人体无法代谢，摄入过量还会造成腹泻等消化问题，因此不会用于口服保健。另外，冷压的杏仁油因为其中苦杏仁苷未被高温破坏，若口服可能会在体内产生过量的氰氢酸（具神经毒性的物质），所以也不会拿来口服。

容易让人接受直接口服。除此之外，葡萄籽油带有一些果皮香气，如果沙拉中有水果搭配起来也很宜人。我个人喜欢在酸奶中加入麦片、果干、水果之后，再淋上一些些覆盆莓籽油，让酸味与甜味融合，感受不同层次的果香在口中跳动。

不过，我最爱的还是用昆士兰坚果油烤面包。先将面包放入小烤箱中烤3分钟，下方受热面微酥脆时翻面，在酥脆表面淋上昆士兰坚果油，再放入烤箱中烤3分钟，这时候，你就会闻到四溢的香气，就可以享受香气丰盈、口感无懈可击的面包了。如果觉得少了点什么，可以在烤完的面包上淋上一些蜂蜜，让味道更丰富；如果手边有水果（我自己偏爱香蕉和牛油果的口感），也可以切片放在烤过的面包上，再淋上蜂蜜。家中若有肉桂粉，也可以洒一些在最上面，就是一道让人非常满足的点心了，再配上一杯果汁、牛奶或豆浆，也是很棒的一顿早餐，非常推荐尝试！

当然，最实际的做法其实还是从调整饮食及烹饪的习惯做起，谨慎使用烹饪用油，确保油脂本身的营养没有在生产过程中因加工而被破坏。用好的油，也用好的方式使用这些油，炒菜时可以适当加水，少量的油搭配较多的水分，让锅中温度不至于到达植物油的烟点，或者改为汆烫后沥干，淋上植物油，再加上一些海盐或香料粉拌匀。

如果平常有烘焙的习惯，也可以考虑将昆士兰坚果油、榛果油、椰子油这类富有香气的植物油加入食品中，尤其像椰子油的饱和脂肪酸占大部分，容易形成固态，可以取代奶油。

用植物油油漱、油浴与洗油头

植物油除了吃以外，还可以把它含在口中漱口，这在印度传统阿育吠陀疗法中是很重要的一种排毒方式。俗话说病从口入，口腔其实是我们与外界接触的关卡之一，而植物油本身可以一定程度地穿过细胞膜，将细胞内的毒素带出，因此每天使用3~5毫升植物油漱口10～15分钟可以有很好的排毒效果[②]。

　　所有品质良好的植物油都可以用来油漱，但有很多人在使用芝麻油与葵花籽油油漱时，会有痰被抽出来的感觉，而使用橄榄油油漱时，则是有鼻涕被吸出来的感觉[③]。除此之外，其实口腔健康对于身体也有很大的影响，有时候一些慢性消化问题，其实与失衡的口腔环境有关系，当口腔唾液分泌不足时，除了可能有口臭、蛀牙的情况，进食过程也会因为没有唾液润泽而难以下咽，淀粉也难以被分解。而油漱法可以刺激口腔分泌唾液，进而帮助达到口腔环境平衡。

　　除了口腔排毒，我们还可以通过身体最大的器官——皮肤来排毒，这也被称作油浴。使用方式很简单，将植物油涂满肌肤，过程大约需要10～15分钟。涂完之后等待大概5分钟，这段时间中，植物油帮我们进行全身排毒，之后就可以把这些带着代谢废物的油脂充分洗干净。

　　油浴之后每个人的反应不太一样，但大部分人都会觉得很想休息。我个人使用完会觉得身体变得比较轻松、轻盈。由于这样的排毒范围比较全面，对于身体的影响也比较大，因此我建议大概一个星期做一次就已经足够了。在冲洗的时候，由于多了许多油脂，可能需要多冲洗一到两次，这是很正常的。洗完之后，地板若有油腻感，将小苏打粉撒在地上再轻轻刷洗一下，就可以恢复洁净。

注 | ② 漱完口的油脂务必要吐出，有朋友分享家中长辈因为觉得把油吐掉浪费，因此又将漱完口的油吞下。我们漱口后的油中，会有许多口腔细菌、代谢废物等，如果偶尔不小心吃掉不会有太大影响，但若刻意为之，反而与"排毒"的初衷相违背了。吐出的油脂不要直接冲下排水管，长期会造成水管阻塞。可以吐到卫生纸中然后丢掉，或利用一些清洁剂将其分解后再排入下水道中，是比较妥当的处理方式。
③ 每个人油漱后的反应不太一样，正文中提到的是大部分人会出现的反应，口腔附近的多余黏液会被加速排出。我个人使用上感觉最深刻的，则是在聚会饮酒后使用油漱，会让精神很快恢复到正常状态。

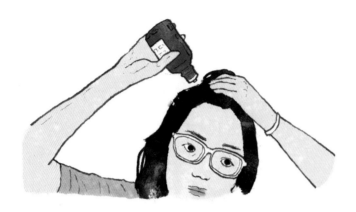

就我的观察，在油浴的时候常会遗漏一个地方：头皮，其实这里也是很值得单独用油来涂抹排毒的，这也称作"洗油头"。方法跟油浴一样，只是局限在头皮部位，除此之外，还可把油脂顺至发丝，一并护发。滴管瓶或有滴头的瓶子会比较好操作，将头皮分区，拨开发丝，滴上油后仔细推开，如果手边有木梳的话，也可以在这时候好好梳头、按摩头皮，促进循环。通常这样的过程要10～15分钟，再加上准备的时间，其实已经很充分护理头皮了，不需要额外等待就可以洗掉。

洗头时，要确保将油脂充分洗干净，我们的头发遇到水时，毛鳞片会打开，因此会有一些阻力，就像用手去摩擦洗干净的瓷器一样，要洗到这样的状态，才算真正洗干净。通常会比一般洗头多洗2～3次，建议换无硅洗发水，或者改用手工皂洗头④。好的手工皂搭上洗油头，会让人非常享受，毛孔完全打开，非常舒服。

我的经验是，如果头皮原本没有特殊的问题，连续4次洗油头后，头皮状态会变得更加稳定。如果是冬天，可以4～5天不洗头且没有特别的出油与发痒。

注 | ④ 关于使用手工皂洗头的详细介绍，请参考P.183。

　　如果有头皮问题需要调理，可以将精油加入洗油头的油中，精油比例不用太高，1%即可。如薰衣草精油能稳定毛囊与角质代谢，迷迭香与雪松精油控油效果突出，植物油可以考虑加入琼崖海棠油，对于促进毛囊生长特别有帮助。吹干头发后，会觉得发根比以前更加有支撑力，发丝也比较柔顺。这时，我们可以再用2，3滴植物油滴在掌心，混匀后稍稍抓一下发丝的中后段，利用植物油填补不规则的毛鳞片排列，还能够渗入发芯增强发丝韧度，减少头发断裂。

植物油的肌肤保养

　　另外，在芳香疗法中，最常见的植物油用法就是按摩了，不管是面部护理还是全身按摩，都需要植物油来润泽我们的肌肤。如果用植物油来按摩面部，可以去除皮肤上的多余物质，也可达到卸妆的作用。以都市的空气污染程度，不管有没有化妆，都建议每天花3～5分钟进行植物油面部按摩，将可能造成面部毛孔阻塞的物质清除干净。只要使用约1元硬币大小的植物油，抹匀全脸，然后轻轻画圈按摩即可。

　　在这个过程中，可能感觉不到什么，或者渐渐搓出一些小颗粒，这可能是老化的角质，或者原本肉眼不可见的脏污，都是很正常的。之后再利用纯露或水沾湿化妆棉，轻轻擦拭再进行一般面部清洁程序即可。清洁以后将要开始保养，而关于肌肤保养的部分，由于牵涉到纯露与精油，还有最重要的肌肤构造，请参阅P.122的完整说明。

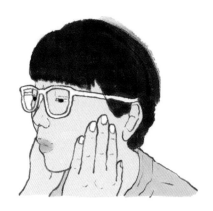

　　除此之外，有些植物油有阻隔UVB短波进入皮肤表皮层⑤的能力，如荷荷芭油、覆盆莓籽油、黑莓籽油、摩洛哥坚果油、牛油果油等，直接涂抹或混合一些薰衣草精油再涂抹，都可以减少肌肤晒伤。以我个人的使用经验，虽然植物油防晒无法阻挡UVA长波进入真皮层造成黑色素活跃（也就是只防晒伤，不妨晒黑），但若搭配物理性遮蔽防晒，如帽子、防晒外套、遮阳伞等，两年使用下来，肌肤反而感觉更白。也许是因为覆盆子、黑莓籽油可以很好地促进细胞再生，因此肌肤变白的速度好像更快一些。

注丨　⑤　表皮层的知识，请参考P.123的肌肤构造介绍。

浸泡油是用来泡澡的吗？

浸泡油指的是将植物的芳香部位浸泡在植物油中所得的产品，不是指我们平常泡澡时在洗澡水里加的芳香剂！

为什么会有浸泡油呢？因为有些植物的活性成分不容易萃取，所以将植物的芳香部位浸泡在植物油里，将脂溶性的成分释放到油中，就能获得具有植物有效成分的按摩油了。由于这样制作出来的浸泡油中含有的精油浓度并不高，因此我们可以直接把浸泡油当成按摩油涂抹使用，不用像使用精油调和按摩油时，需要计算浓度以免造成皮肤刺激。

浸泡油的种类五花八门、各有特色。如山金车浸泡油，可缓解关节、肌肉酸痛；圣约翰草浸泡油也能缓解肌肉酸痛，另外它也很适合用于晒后皮肤修护，只是，它含有一点光敏性的成分，虽然剂量很低，一般来说不会造成太大刺激，但若是平常肌肤对光线就比较敏感，还是建议在晚上使用。

另外一种我觉得居家必备的浸泡油就是金盏花浸泡油。皮肤过敏、突然出现的小疹子，或是因为过敏而有的红肿痒，都能使用它来改善。金盏花浸泡油非常温和，很适用在婴幼儿身上，尤其在天气热时，被尿布包住的部位很容易因闷热而出疹，这时候使用金盏花浸泡油，就能感受到它带来的帮助了。

如果经常运动，可以使用圣约翰草浸泡油，调和薰衣草、甜马郁兰和一点柠檬香茅精油（2：2：1），就是很好的运动后按摩油，加上按摩与伸展，能加速乳酸代谢，隔天起床就会舒服很多。

因为浸泡油本身就是植物油浸泡植物而成，所以，我们也可以直接把它当成基底油调和精油使用。只是在浓度计算上，由于里面已经有些许植物活性成分，我们加入的精油比例要再低一些。

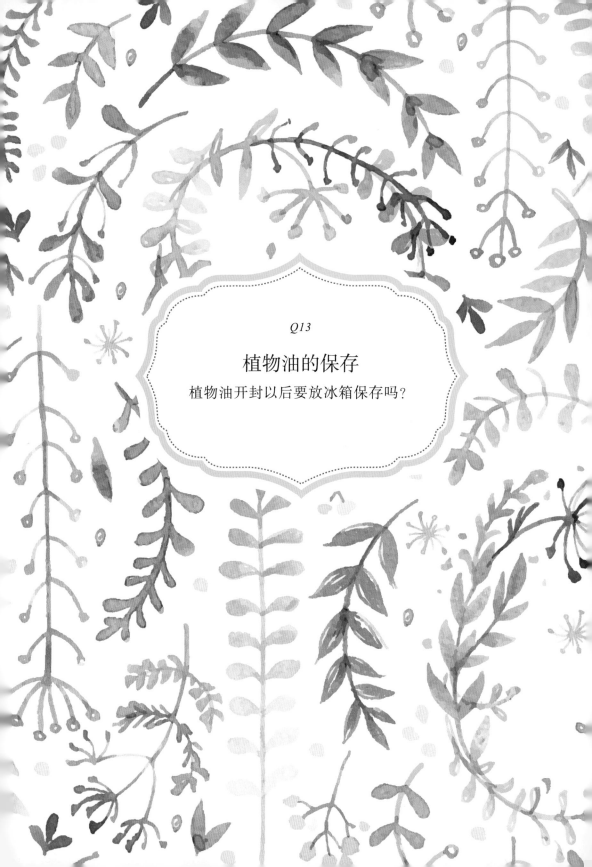

Q13

植物油的保存

植物油开封以后要放冰箱保存吗？

植物油的主要成分是各种脂肪酸，最容易造成脂肪酸变质的不是温度，而是空气中的氧气。所以，我们在保存植物油时，减少产品接触空气的机会才是关键，是否要放冰箱保存，反而不是重点。如果把植物油摆在冰箱里，但每天开开关关，植物油依然会很快产生变化，所以重点还是将植物油分装使用，尽量减少其接触到更多氧气进行氧化反应的机会。如果要调按摩油，通常一次性分装出3～6个月的用量。

对于身体有高活性的油，同时化学性质比较活泼，容易与氧气产生反应，因此最好在6个月内使用完毕，如玫瑰果油、覆盆莓籽油、黑莓籽油、石榴籽油、月见草油、琉璃苣籽油等。比较特殊的是荷荷芭油，主要的成分并非是脂肪酸，而是液态蜡，大约占70％，所以性质非常稳定，不容易产生油脂氧化的酸败味，因此也很适合搭配容易氧化的油脂，以延长保存期限。调配的比例不一，可以用荷荷芭油与高活性油以50∶50的比例混合，甚至80％的荷荷芭油，兑上20％的高活性油，油脂的护肤作用还是较为明显的。

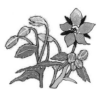

琉璃苣

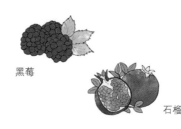

黑莓

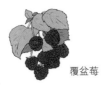

覆盆莓

石榴

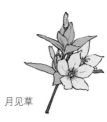

月见草

氧气是油脂变质的关键因素，其次就是水分了，植物油遇到水容易发霉。我曾把一瓶按摩油放在浴室里，又没有天天使用，一瓶油用了快半年，气味上虽然没有出现酸败味，但有一天我发现油中出现悬浮物，原来是发霉了，只好整瓶倒掉^①。

浴室潮湿，如果又是广口按摩油瓶，和一般滴头瓶相比，更增加水分进入瓶中接触油脂的机会。由此可知，油脂保存容器的挑选也很重要。一般会挑选深色的瓶子达到遮光的作用，因为除了氧气和水分外，光线也会影响植物油的品质，温度反而排在这3个因素后面，所以，不用把植物油放在冰箱保存。但如果平时就是放在阴暗处（如包里），那么透明的瓶子也可以。由于瓶口是最常接触空气的地方，因此植物油的变质最容易从瓶口开始发生。在使用后将瓶口擦拭干净能够减少这种情况，但若发现已出现酸败味或结晶颗粒也不用太紧张，用酒精擦拭就能够消除，瓶子里面的油脂如果没有酸败味，就可以正常使用。

在每天开关瓶子次数不变，应该不会有足够的氧气和整瓶的油脂作用，表层的油如果出现酸败味，倒掉之后其余还是可以正常使用。如果真的不幸整瓶都氧化了，由于油脂结构已经不同，营养成分也被破坏，因此不要再用于自己身体，可以拿来作为手工皂的原料，或者就是整瓶倒掉。

植物油的旅程，你用的油是好油吗？

之所以这么强调植物油的保存方式，就是要将它的营养成分尽可能多地让身体吸收，而不是和氧气结合。不过，市面上许多油脂

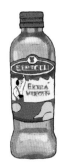

注｜　① 油脂是流动性低的物质，所以不要直接倒入排水管中，利用一些表面活性剂增加它的流动性，才不会造成排水管阻塞。

在生产过程中，已被破坏掉多数营养成分，为什么呢？将富含油脂的植物部位用低温压榨，也就是俗称的冷压法，能保留更多植物油的营养成分，但同时，油脂的产量也比较少；同样的原料量，当温度升高时，就能产出更多的油脂，但脂肪伴随物质或脂肪酸本身可能就产生变化了；还有一种萃取方式是用化学有机溶剂溶出物理压榨无法取得的油脂，因为需要用高温挥发掉溶剂，所以脂肪酸也可能产生变化，同时，溶剂挥发后也许还有微量的残留，但无法做到零残留，对于人体的影响也很难评估。

除了增加萃油率以外，还有保持产品品质稳定而进行的精炼加工。从原料采收到消费者购买，植物油的旅程其实非常漫长，而旅途并非总是舒适宜人，仓储条件也不一定都在最佳条件。因此，有些商家会将油脂再精炼，如加入磷酸减少油脂黏液化，以延长保存期限，但同时像卵磷脂这种保湿效果极好的成分也会被移除；或者是除去叶绿素、胡萝卜素等油脂中的天然色素，以达到每一批油的外观以及气味都一致。消费者在选购产品时，应该要思考自己需要的是什么？以及为了满足自己这样的需求，产品使用的生产工艺是否真的妥当。

有些人可能会觉得有点困惑，芳疗用的植物油和厨房里的植物油究竟有什么不一样？由于芳疗使用植物油时，求的是植物油丰富的营养成分，因此冷压初榨是很基本的标准要求。然而现今食用油品质因上述生产的考虑，就营养成分来说，大多远不及芳疗使用的植物油。因此可以说，皮肤上抹的植物油可能比我们吃进身体里的植物油品质还要好。

以橄榄油来说，冷压初榨会在瓶身上标明"Extra Virgin"（如果是"低温第一道萃取"等接近冷压初榨的说法，大多可能只是在玩文字游戏），第二次冷压产出的叫作"Virgin"，营养成分较少一些，但对于人体还是有益处。接下来，可能就是用高温压榨或者有机溶剂萃取，产出的油脂部分会和冷压橄榄油调和，被称为"Pure"，另外还有橄榄粕油"Pomace"，是把有机溶剂萃取出来的油脂再做除色、除味的精炼，营养价值远不如冷压初榨橄榄油。

　　通常Pomace用作工业润滑剂等，不适合人体使用，购买商品前多看看成分表还有产品说明，可以帮助自己避开许多不必要的伤害。

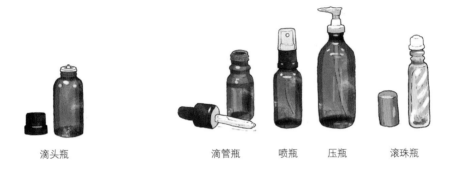

滴头瓶　　　　　　滴管瓶　　喷瓶　　压瓶　　滚珠瓶

容器形式对植物油保存的影响

容器的形式对植物油的保存与使用会造成不同影响，在选购时也可依需求多加留意。

常见的滴头瓶较容易控制出油量，缺点是涂抹范围较大时，一滴一滴出油可能稍嫌不够爽快。拔掉滴头直接倒还比较方便，但倒太多难再收回；另外，还有压瓶或喷瓶，使用起来感觉比较优雅，可以单手操作，但是因为有挤压套件，长期使用可能会有卡油的情况，因此不太推荐。

除此之外，还有滴管瓶，虽然操作起来有"做实验"的专业感，不过因为每次使用整根滴管上的油脂都会接触到空气再放回瓶中，其实会增加油脂变质的机会，所以也不太推荐；滚珠瓶在涂抹的时候，兼有一点按摩的作用，很适合局部涂抹使用，但要注意的是，在滚出油的同时，也会把我们的皮肤角质滚进瓶中，因此使用没多久后，瓶中的油可能会有一些混浊，这并不是变质，如果对此有顾虑的话，可以考虑使用另外一种拍拍瓶，瓶口有一个小洞，可以把按摩油点在皮肤上。

那么，当一瓶植物油用完后，如果还想要重复使用瓶子，应该如何清洁呢？可以用洗洁精配合试管刷清洁，或将瓶子泡在洗洁精水中，然后冲洗干净。由于植物油怕水，因此，完全干燥是很重要的事。如果有烘干机当然比较方便，没有的话，可以用吹风机将瓶子吹干，或者喷入一些酒精帮助水分挥发。由于这样的清洁过程真的很花时间，如果有残存的水分对于油脂影响更大，因此，我大概半年到一年的时间才会清洁一次瓶子，如果瓶口或瓶身已有一些黏腻的油脂氧化物，可以用酒精擦拭，瓶子就会像新的一样了！

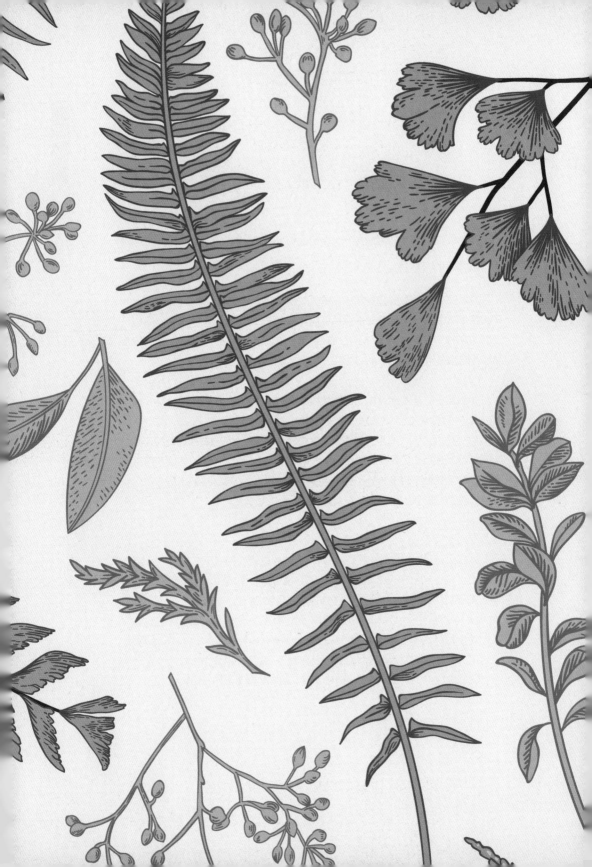

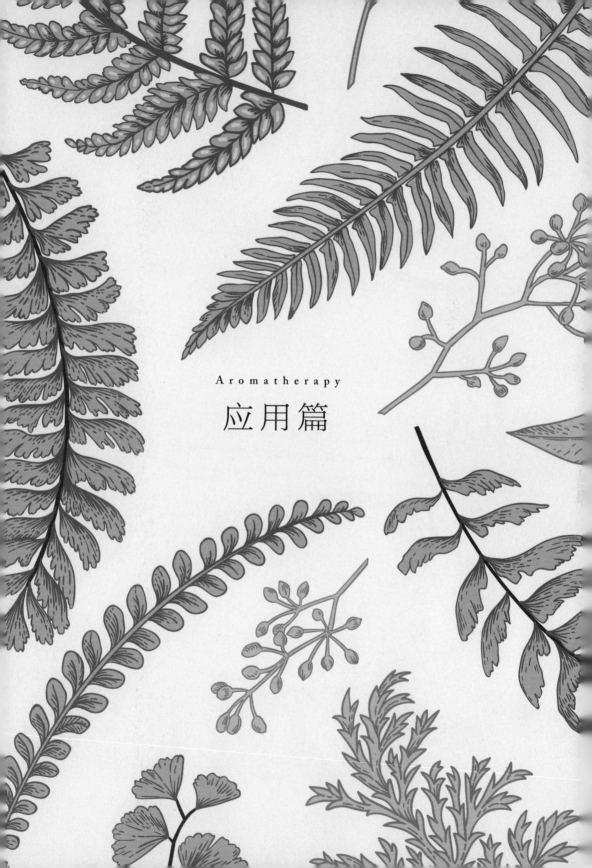

Aromatherapy

应用篇

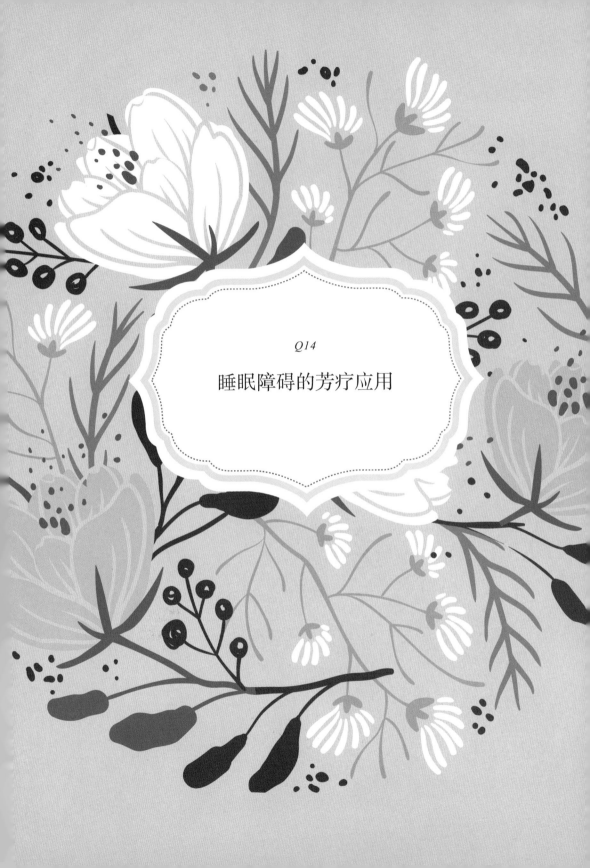

Q14

睡眠障碍的芳疗应用

"睡不好"常是大家开始接触芳疗的主因，究竟有哪些芳疗产品对于好好睡一觉有帮助呢？想要解决睡眠障碍，先了解睡眠障碍是如何形成的，可以让我们更容易挑选适合的芳疗产品辅助。

睡眠障碍有很多类型：难以入眠、浅眠、多梦、梦游、起床困难等，每一种类型适合的芳疗用品也不一定相同，因此，去观察、了解自己的睡眠情况是很重要的一件事；而影响睡眠主要有三大因素：自主神经、褪黑激素以及潜意识。

影响睡眠的第一大因素：自主神经

自主神经又分为交感神经与副交感神经，若把身体比喻为一辆摩托车，交感神经扮演着油门的角色，让我们往前冲，而副交感神经则像煞车，让我们停下来。正如同一辆摩托车能良好的行驶，需要油门与刹车能顺利切换，我们的身体也是如此。

人类祖先在荒野中遇到野兽时的自主反应，尽管过了数十万年，我们身体的这部分机能仍然保留着，会运用内分泌系统让身体保持在自我保护的状态；然而，这种原始能力能够判别的，也依然只有危险或安全，至于什么是危险？什么是安全？就随着环境与文化而有所不同。

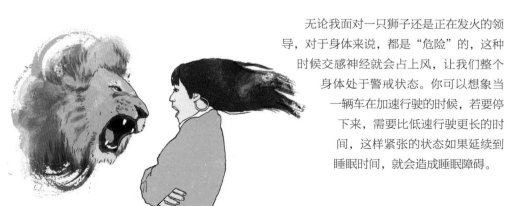

无论我面对一只狮子还是正在发火的领导，对于身体来说，都是"危险"的，这种时候交感神经就会占上风，让我们整个身体处于警戒状态。你可以想象当一辆车在加速行驶的时候，若要停下来，需要比低速行驶更长的时间，这样紧张的状态如果延续到睡眠时间，就会造成睡眠障碍。

例如，正准备睡觉时，突然接到领导电话说他明天一早要去别的公司开会，有一份资料需要在此之前准备好给他。于是，我们的身体虽然还没移动到办公室，但已经是在上班的状态了。这样的情况对于我们的睡眠有非常不好的影响。可以想象，就算今天煞车（副交感神经）运作正常，但是油门（交感神经）抓着不放，煞车也无用武之地。

由于自主神经失调而造成的睡眠障碍又可以分成两种：副交感神经功能低下以及交感神经亢进。第一种情况，我们可以使用帮助放松的精油，如薰衣草、佛手柑、花梨木、快乐鼠尾草、天竺葵、依兰、乳香、安息香、洋甘菊等精油，帮助缩短入睡时间。第二种是因交感神经亢进而引起的睡眠障碍，常见于入睡困难，脑中思绪繁杂纷飞，或是明明已经很累但就是睡不着，这时反而可以在放松助眠的精油中，添加一些有提振作用的精油，如迷迭香、薄荷等精油，提升大脑运作机能，就可以顺利"关机"[①]。

除了单方面加强副交感神经作用，或者提升交感神经机能，我们也可以同时调理失衡的自主神经，如橙花、柠檬马鞭草、甜马郁兰精油都是不错的选择。有些使用者反映喝了橙花纯露后，很快就能入睡，这是因为橙花精油能帮助平衡自主神经。

若还是持续出现睡眠障碍，就可以再继续深入了解，是否有其他导致自主神经失调的原因是尚未被注意到的。相反，如果使用橙花精油却没有出现很明显的改善，那么睡眠障碍可能与自主神经无关。

注 | ① 我尝试使用薰衣草搭配薄荷、迷迭香及岩兰草精油，比较容易入睡，且起床时有真正休息充分、精神饱满的感觉。

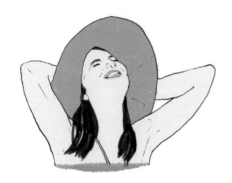

影响睡眠的第二大因素：褪黑激素

褪黑激素是身体的"生物钟"，让我们感知何时该休息，以及四季的变换。葡萄柚精油有调节时差的作用，如果出现褪黑激素失调的情况可以考虑使用。除此之外，我们可以选择更简单自然的方式给予帮助：好好吃饭、晒太阳，以及在没有灯光的地方睡觉。

这是因为，褪黑激素是由血清素转变来的，而血清素又是由色氨酸在光照条件下产生的。肉、蛋、奶等蛋白质食物及坚果是色氨酸的来源，因此，在早上充分晒太阳，就能确保我们体内有足够的血清素。当有足够的血清素时，能帮助我们在白天的生活保持适度的警觉及敏锐的反应，并减少焦虑；当我们身体处在没有光线的地方时，血清素就会在体内转变为褪黑激素，让我们进入休息的状态，因此睡觉时关灯是很重要的一件事。此外，如果白天血清素的分泌量不足，晚上也没有足够的褪黑激素，长此以往，身体将很难分辨到底是要保持清醒还是可以休息，就会造成更严重的作息紊乱。

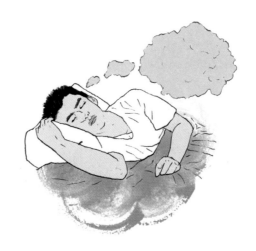

影响睡眠的第三大因素：潜意识

　　影响睡眠的第三大因素是"潜意识"。和我们能明确指出的想法不同，潜意识存在于我们大脑中，却不会直接表现出来，可是它对于我们的影响力却不亚于意识的作用，甚至更大。

　　例如，有些人可能会潜意识回避冲突场合，每次开会总是迟到。梦境更是潜意识的"王国"，在其中所有的信息都会以幽微及迂回的方式表现出来，虽然睡觉时我们的身体看起来没有什么动作，其实大脑仍然很忙碌，在不同的睡眠周期中，大脑的活跃程度也不同。

　　深度睡眠的下一个阶段就是快速动眼期，这个阶段大脑运作和清醒时非常接近，这也是一般我们讲的"做梦"阶段。当压抑太多情绪潜意识就会在梦境中进行整理。

　　当然，梦境可能也不会那么直白。"象征""隐喻"是最常用的表达手法，好躲过意识的"检查"。例如，梦到找厕所或许是因为身体当时真的需要去厕所，或者，是生活中需要像厕所那样的隐私空间。有些人的睡眠障碍来自做梦太多，或者害怕做噩梦②，如果是这种情况，我们可以用一些植物根部类精油让自己睡得更沉稳，如岩兰草、欧白芷根、缬草、穗甘松等精油，都会有帮助。

注 | ② 如果有萦绕不去的梦境让人感到困扰，我建议把它写下来。我从小就会做关于电梯的噩梦，直到大学时跟家人聊起，才知道我小时候好像被电梯困住过。后来我尽量每天把梦境记录下来，也因为有文字纪录，所以才有资料得以分析、对比。这样坚持一年多以后，我做关于电梯噩梦的频率也有所下降。

坠入甜美梦乡——创造自己的睡前小仪式

随着科技的发展，现在我们躺在床上也可以玩游戏或者收看扣人心弦的电视剧，这些情况都会影响到我们的睡眠。如果真的想要改善睡眠质量，不妨给自己创造一个睡前芳疗小仪式，通过几分钟的时间让自己沉静下来，进入睡眠状态，准备入睡。

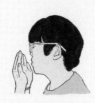

1　关掉电视或电脑屏幕，放下手机。

2　以自己的需求调配出合适的按摩油，找一个舒服的地方坐好，将按摩油滴入手心1～2滴，搓揉后将手心放在鼻子前，深呼吸3次，感受芳香分子进入自己的身体，把累积在身体里的压力、情绪吐出，重复3遍。

3　取适量按摩油③，抹在脚底，也可以顺便按摩脚底，帮助自己沉淀。

4　可将按摩油涂抹在尾椎、胸口、肩颈等处。

5　最后，使用1～2滴按摩油涂抹太阳穴，用食指与中指指腹轻轻以画圈方式按摩。这时候可以搭配自己喜欢的放松音乐，用3～5分钟的时间，以音乐的节奏按摩，眼睛可轻轻闭着，感受紧张感随着画圈慢慢被释放，同时试着放慢呼吸。

6　音乐停止后，进行3次深呼吸，帮助释放一些仪式过程中协助排出的压力与情绪。

7　如果没有使用按摩油的习惯，可以使用扩香器或者饮用纯露，搭配进行步骤6，并用双指指腹按摩太阳穴3～5分钟，一样会有帮助。

注｜　③　文中提到的精油，可依自己喜欢的气味或观察到的睡眠障碍类型搭配使用。
如薰衣草：佛手柑：花梨木：天竺葵精油以2：3：3：1进行调配，气味轻盈；如果比较喜欢沉稳的气味，可以考虑按甜马郁兰：依兰：岩兰草精油＝3：2：1进行调配。因为不是专门作为脸部保养使用，浓度可调至5％。

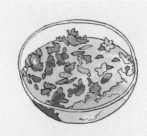

花精对于睡眠障碍的帮助

睡眠障碍的类型与成因非常多元，有时不仅是身体层面的问题，而是身、心交互作用形成的。芳疗因为运用了植物的芳香分子，所以可以从身体与心灵两方面发挥作用，精油更是植物的精华，也携带着植物特定的品质，在心灵层面上也会给予一定的支持。除此之外，我们也可以选用一些性质活泼的产品，帮助我们排解不同层次的情绪问题。

以平衡情绪状态闻名的巴赫花精来说，龙芽草花精可以帮助我们面对自己真实的情绪，允许自己表露快乐、开心以外的反应；樱桃李花精则能让我们释放压抑的情绪，如果太过压抑自己，这种时候脑中可能很容易出现各种不好的想法，如等红绿灯时总会出现往前踏一步被车撞到的画面，或者等地铁时好像要极力克制自己才不会走到轨道里。重复出现的危险想法与举动，这都是过度紧张的情绪所引起的，使用樱桃李花精能够让负面情绪温柔的流走，不用因为担心害怕失控而不敢入睡。

如果因为第二天有重大任务而紧张得睡不着觉，这时候就可以用榆树花精，让我们可以把握自己既有的节奏，相信自己有能力可以面对所有的情况。另外，有些人是因为很急着想把事情做完，甚至很想入睡（于是就更难入睡），那么凤仙花花精就是很好的选择，它能够让我们平静下来，放下想要快速完成某件事的执着，放松于当下。

马鞭草花精一来适合给工作狂使用（觉得睡觉是浪费时间，不肯停下来休息），也适用于沉迷游戏或电影的情况。最后，白栗花精针对思绪停不下来的情况特别有帮助，如果躺在床上一两个小时都在思考而无法入睡，那么白栗花精会是好伙伴，可以将2滴花精滴于舌下，或者4滴滴于饮用水中分次喝完。通过这样的调整，让自己的情绪平衡到能自在入睡的情况。

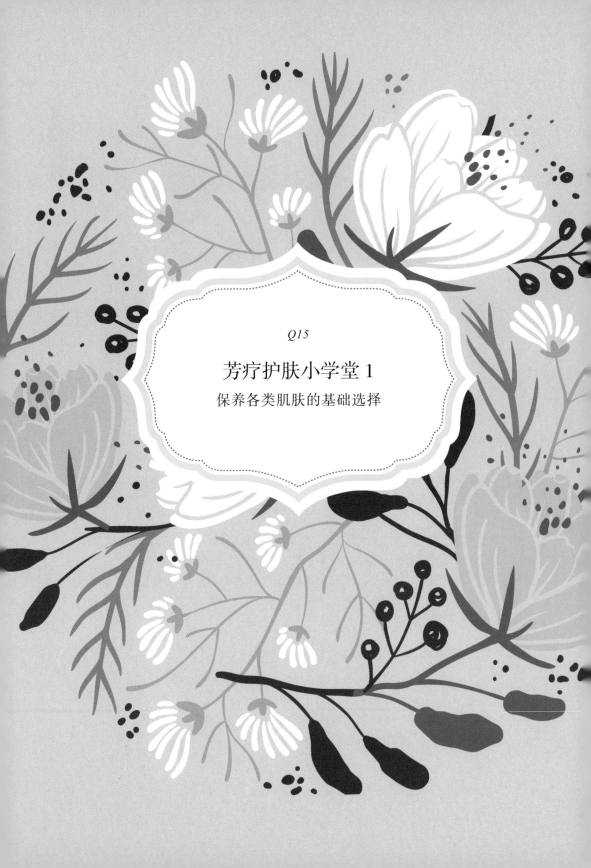

芳疗护肤小学堂 1

保养各类肌肤的基础选择

皮肤是人体面对外界的第一道防线，脸部皮肤成为最容易被他人看到的部位，也因此，面部的保养是许多人最关心的事情。护肤产品何其多，要用哪些产品真是大学问，这就像在水果摊前问老板说："哪一种水果对身体最好？"

不同肤质，需要的护肤品功能也会不太一样，因此，了解自己的皮肤是哪一种类型，是让护肤发挥效果的良好的开始。一般来说，在洗脸过后半个小时，鼻头或其他部位出现皮屑，算是"干性肌肤"；如果在15分钟内就出现油脂，则是"油性肌肤"；但是也有许多人是两颊有皮屑但鼻头有油，因此后来出现了"混合性肌肤"这个名词。为什么皮肤会呈现不同的状态呢？那就要从皮肤结构说起，认识皮肤结构，就可以了解护肤品之所以有效的原因，而知道原因后，就更容易挑选适合自己的护肤品。

认识皮肤的第一层结构：表皮层

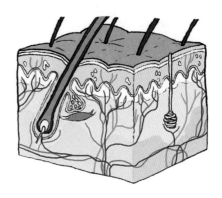

我们的皮肤可以分成3个层次：表皮层、真皮层以及皮下组织。最上方的表皮层负责维持真皮层的稳定，而表皮层又可以分成5层，最外层是角质层，让紫外线不容易进入，角质层含有水分，健康的角质层细胞会整齐排列；在角质层外侧有"皮脂膜"包覆，皮脂膜是位于真皮层中的皮脂腺与汗腺分泌出油脂与汗液混合而成的弱酸性薄膜，有助于防止水分散失。

一般所说的干性肌肤，指的是角质层细胞含水量很低，角质层细胞干瘪甚至有脱屑的情况。一来是因为细胞本身缺水，所以需要补水；二来，也与细胞保持水分的能力不足有关，这时使用油脂可以帮助肌肤把水分留住，并恢复到健康的状态；油性肌肤主要是皮脂腺过于活跃，这可能与内分泌、饮食、作息，甚至是DNA有关。这时候我们可以用一些质地比较轻薄的植物油搭配纯露使用，加上不要过度清洁，也会让皮肤状态慢慢趋于稳定。角质层正常呈现弱酸性，这样的性质让肌肤呈负电状态，可以阻隔病毒与细菌入侵身体。

第二层是"透明层"，只有手、脚掌的部位有，是由下一层的颗粒层细胞蜕变为角质层细胞增生出来，比较厚而结实，富有弹性。第三层是"颗粒层"，在这一层的细胞还具有活性，是角质的前身，含有角质素，是比较坚硬的组织，呈碱性，和角质层呈酸性相反，形成离子的阻隔层，再一次隔绝外界异物入侵；第四层是"有棘层"，有淋巴液流动，负责为肌肤运输营养，这一层有许多神经末梢，可以感知外界的刺激；第五层是位于表皮层与真皮层中间的"基底层"。细胞再生是由这一层负责的，部分皮肤细胞在此分裂向上推移、角质化变成最上层的角质层，皮肤的黑色素①也在这一层形成，是影响肤色的关键。

真皮层与表皮层相接之处有基底膜，负责传递真皮层与表皮层之间的信息，如表皮层代谢的废物通过基底膜回到真皮层再从汗腺排出，而表皮层需要的营养，也是由真皮层通过基底膜渗透到表皮层。另外，基底膜也能防止微生物等入侵真皮层，虽然感觉只是薄薄一层的表皮，事实上整个表皮层对于身体正常运转不受外界侵害，扮演了很重要的角色！

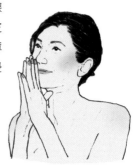

注 | ① 虽然大部分人听到黑色素都希望除之而后快，不过它的主要任务是帮助真皮层还有皮下组织隔绝紫外线的伤害。因此，如果希望黑色素减少，就要主动降低阳光对皮肤的伤害，做好防晒是有效抑制黑色素形成的方式。

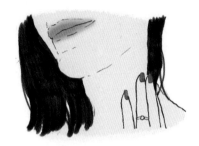

认识皮肤的第二、三层结构：真皮层与皮下组织

　　真皮层分为两层：乳状层与网状层。乳状层顾名思义有着乳突的形状，嵌入表皮层使得表皮层与真皮层不分开，将营养成分透过给表皮层细胞；网状层则是由胶原蛋白所构成的，建构皮肤组织，另外还有弹力纤维，是固定胶原蛋白的"支架"，也有形态不固定的基质填充其中。

　　皮肤是否有弹性，主要是来自于这一层的状态。皮下组织里有大量的脂肪细胞及血管、结缔组织，再下方就是肌肉了；皮下组织可以保暖，并缓冲外部撞击，当真皮层的胶原蛋白减少，支撑度不够，下方的结缔组织纹路就可以从表皮层看到；另外，胶原蛋白减少，微血管的支撑度也会下降，久之就会产生静脉曲张。

　　肌肤的每一层都有其各自的作用，重点是，我们看到的表皮现象其实是从表皮层中的基底层浮现上来的，这个过程我们称之为角质化。所以护肤并不只是要做"表面工夫"，而是要能穿透皮肤的重重阻隔，进到深层给予滋养，才是真正的护肤。

使用芳疗保养肌肤的方式

　　护肤品之所以可以护肤，主要是通过3条途径进入皮肤：角质间隙、穿透角质细胞，还有毛囊口。使用芳疗保养的好处，在于精油的分子非常小，相较于一般护肤品只能到达表皮层中的基底层，精油能同时通过这3种途径给予皮肤细胞滋养，并且一路到达真皮层，让我们得以从更深层的地方开始保养皮肤，如皮脂腺位于真皮层，开口于表皮层，精油到达真皮层也可以影响皮脂腺。底层肌肤健康，角质化后到表皮层，就不容易出问题。

我们并不是只用精油去涂抹肌肤，作为基底油的植物油，本身富含各种营养成分，能为表皮层细胞补充各种营养，而角质细胞的水分供给，就交由纯露来负责。纯露呈弱酸性，亲肤性高，其中微量的芳香分子同样可以进入真皮层中。当角质层细胞缺水时，由于细胞不饱满，排列起来也就不规则，护肤品便难以渗透进入肌肤，影响护肤效率。所以，可以说保湿是肌肤保养的基础。

所谓保湿，并不是给予肌肤水分就行，给予水分让皮肤细胞含水度提升后，还需要把水分留住才行。肌肤本身含有玻尿酸可以结合水分，人工补充玻尿酸也是一种方法，但是要注意，玻尿酸因为吸附水分效果很好，所以如果补水不足，它会反过来结合细胞原有的水分，因此可能会有越用皮肤越干的感觉。

另外一种锁水的方法，就是利用油水不相容的原理，我们在使用完水相的产品后（例如，化妆水），再用一些油脂涂抹在肌肤表面，就能够达到肌肤保养需要的所有元素——水油平衡。这就是使用芳疗保养的特色——简单又有效果，先喷纯露，再涂上面油，就能给予健康肌肤所需的资源，加上芳香分子的高穿透性，使芳疗护肤比其他护肤品能从更深层就给予皮肤支持。

　　如果觉得喷洒纯露不够，还可以用化妆棉或面膜纸浸泡纯露湿敷，或者调和芦荟胶做成冻膜②，敷脸10～15分钟，不要等到全干，不然刚为细胞补充的水分又会散失了。

　　看了各层肌肤的功能，或许有些眼花缭乱，就可读性来说也不是那么平易近人，但这是很重要的知识分享，因为了解原理后，遇到各种皮肤问题也就能更快找到对策。如此我们就能掌握挑选适合护肤产品的原则，而不容易被产品宣传给糊弄过去。

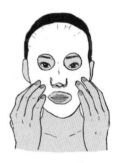

注｜　②　纯露与芦荟胶的比例不固定，整体以芦荟胶为主，大原则是让冻膜维持在能停留于脸部的浓稠度。如果是以纯露为主，加入芦荟胶调到刚出现浓稠的液态，那就是精华液，因为比较稠，所以在肌肤停留的时间会比较久，因此给予水分的能力会更好一些；如果把芦荟胶当冻膜敷脸，由于量比较大，肌肤无法完全吸收，所以要把它洗掉，但若当成精华液或薄涂当作保湿的环节，因为用量少，皮肤可以吸收，所以不用再清洗。当然，添加物越少、越安全稳定的芦荟胶越好，市售芦荟胶有些为了消费感官，可能会添加绿色色素（但芦荟肉本身是透明的）或香料（但芦荟本身几乎没有味道），要多注意。

各类肤质适用的芳疗产品对应表

芳疗保养很简单，"喷纯露抹面油"6个字加上两罐护肤品就可以了，但是依不同肤质，适用的芳疗产品也不太相同。

油性肌肤除了控油外还要注重保湿，一味收敛油脂分泌或过度清洁，会让皮肤失去保护，容易引发更严重的问题，在挑选纯露时除了找能帮助控油的产品，建议可再混搭一些提升皮肤含水量的纯露，将纯露喷湿全脸到快要滴下来的程度，再用两三滴质地轻薄的植物油涂抹全脸，你会发现其实用油并不像想象中那么有负担。

干性肌肤除了使用提升皮肤含水量的纯露外，植物油也要用质地比较滋润的，除了注意保湿还可使用一些树脂类精油或岩玫瑰、永久花精油，加强肌肤紧致度；混合性肌肤是油水轻微失衡的状态，因此使用纯露与面油保养后，很快就可以恢复稳定，不需特别控油。

	精油	植物油	纯露
干性、成熟肌肤	薰衣草、岩兰草、檀香、乳香、没药、岩玫瑰、永久花	橄榄油、牛油果油、玫瑰果油、黑莓籽油、小麦胚芽油（质地较为滋养）	玫瑰、茉莉、菩提、薰衣草、莲花、白玉兰
油性肌肤	薰衣草、茶树、苦橙叶、玫瑰草、快乐鼠尾草、大西洋雪松、丝柏、迷迭香、百里香、广藿香、橙花	荷荷芭油、黑种草油、覆盆莓籽油、榛果油、葡萄籽油（质地较为清爽好吸收）	金缕梅、橙花、杜松、丝柏、百里香、胡椒薄荷
混合性肌肤	薰衣草、天竺葵、花梨木、香桃木、艾草、茉莉、玫瑰	芝麻油、向日葵油、杏仁油、甜杏仁油	玫瑰、茉莉、菩提、薰衣草

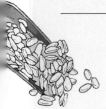

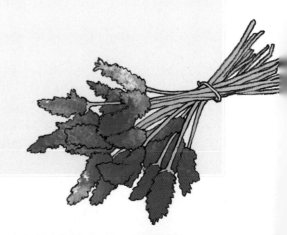

各类肤质可尝试搭配的护肤配方

（1）干性、成熟肌肤

—纯露—

玫瑰＋永久花／玫瑰＋菩提

—面油—

· 玫瑰果油或黑莓籽油 10 毫升＋檀香精油 1 滴、岩玫瑰精油 2 滴、
乳香精油 3 滴、薰衣草精油 2 滴

· 橄榄油 8 毫升＋小麦胚芽油 2 毫升＋岩兰草精油 2 滴、永久花精油 1 滴、
没药精油 1 滴、薰衣草精油 2 滴

（2）油性肌肤

—纯露—

橙花、金缕梅

（或再混搭玫瑰、薰衣草等能提升皮肤含水量的纯露）

—面油—

· 覆盆莓籽油 10 毫升＋广藿香精油 1 滴、苦橙叶精油 1 滴、
玫瑰草精油 2 滴、快乐鼠尾草精油 2 滴

· 荷荷芭油 5 毫升＋榛果油 5 毫升＋大西洋雪松精油 2 滴、
迷迭香精油 2 滴、茶树精油 1 滴、薰衣草精油 1 滴

（3）混合性肌肤

—纯露—

橙花＋玫瑰

—面油—

· 芝麻油 10 毫升＋薰衣草精油 1 滴、花梨木精油 4 滴、天竺葵精油 2 滴

· 杏仁油 10 毫升＋茉莉精油 2 滴、艾草精油 2 滴、薰衣草精油 2 滴

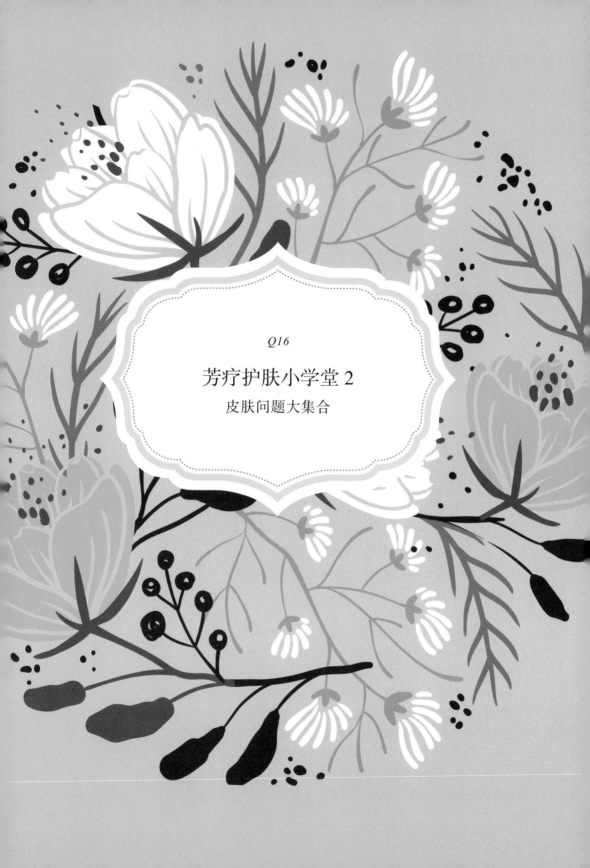

Q16

芳疗护肤小学堂 2
皮肤问题大集合

虽然前面介绍了肌肤保养的大原则，但是作为人体最大的器官，也是与外界接触最多的器官，肌肤问题真可以说是五花八门，在本篇，将列举一些比较常见的肌肤问题以及介绍相关的护肤方法。

粉刺、痤疮

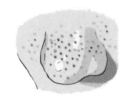
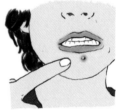

每个人几乎都碰到过粉刺与痤疮的问题，那触摸起来的不平滑感，以及视觉上可见的颗粒，相信很多人都会因此感到困扰。其实，粉刺与痤疮的关系十分密切，粉刺可以说是痤疮的前身，而痤疮是粉刺加上细菌繁殖而形成的。想解决粉刺与痤疮，要先了解它们是如何产生的。

其实，粉刺就是因为毛囊孔被封闭，造成皮肤分泌出的油脂无法顺利排出，又被角质包覆堆积在毛孔里形成的。这时候它会呈现白色，就是俗称的白头粉刺，或者闭锁性粉刺；如果粉刺持续累积，达到冒出毛囊口的程度，因为氧化及光线反射等因素，就会变成黑头粉刺。毛囊孔可能会因为不正常的角质堆积而封闭，或当皮脂过度分泌，造成毛囊孔堵塞，这两种情况，都会使得粉刺出现。

因此可知，要消除粉刺，应该从两个方向下手：让角质代谢正常，以及减少过度的油脂分泌。如果是严重的角质堆积，可以先去角质，再应用前篇提到的芳疗保养，使得角质代谢稳定规律①；后者则可以利用帮助减少油脂分泌的精油，如苦橙叶、广藿香、玫瑰草、大西洋雪松、迷迭香等精油。

从粉刺到痤疮，这个过程中细菌又是怎么出现的呢？我们的身体其实有好多细菌共生，如果没有细菌，身体是无法正常运转的，但是当身体失去平衡，细菌也失去平衡，身体就会出现问题。如造成痤疮的痤疮杆菌，它原本就生长在人体的皮肤，营养来源是人体分泌出来的油脂，而且它不喜欢氧气，由此可知，黑头粉刺因为是接触空气而产生的，就不会有痤疮杆菌生长，也就不会变成痤疮。

被不正常角质堆积封闭住的毛囊孔是痤疮杆菌最喜爱的环境，加上皮脂腺所分泌出来的油脂，这就变成了痤疮杆菌作威作福的地方。如果油脂不断增生，加上痤疮杆菌繁殖，如果又引入外来细菌就会变成痤疮了。

这时候，除了上述针对消除粉刺的做法，我们还需要引入抑菌的工具，最为人所知的就是茶树精油了，其实除了茶树精油之外，如玫瑰草精油、天竺葵精油、松红梅精油、百里香精油也都是很有帮助的精油。如果错过了阻止痤疮杆菌繁殖的时机，使得它蔓延到更大的皮肤组织，或因环境脏污，让痤疮杆菌与其他细菌混合②，

注 | ①　角质不正常堆积才有必要去角质。肌肤本身有代谢机制，正常情况下，角质的代谢周期是28天，每天都有角质在更新。当皮肤恢复稳定状态时，并不用特别去角质。如果过度去角质，将会削弱皮肤的保护力，更容易造成皮肤不稳定而进入恶性循环。利用盐和植物油就是很好的去角质工具，在不严重的状况下，单用植物油持续按摩皮肤就可以帮助软化角质，让肌肤回归到正常的自我代谢更新机制。
一般所说的A酸、杏仁酸等酸类物质，都是通过溶解角质减少角质堆积，但也可能同时溶解一些保护肌肤的含水角质层，于是让肌肤变得更薄，这也是为什么一般做完果酸疗程后，会觉得肌肤比较干燥的原因；而如果肌肤变薄，自我保护的能力下降，更容易因为外界环境的脏污或细菌入侵，产生更多痤疮。
②　这也是为什么有人会说"不要挤痘痘"，因为如果挤痤疮的工具（如手）不干净的话，反而会引起痤疮杆菌与其他细菌的感染，导致更严重的炎症反应。所以，不是不能挤痤疮，而是要确保"干净地"挤痤疮。

而导致皮肤感染发炎，这时候我们可以再加一些消炎的精油，如薰衣草、乳香、没药、洋甘菊精油。

随着发展阶段不同，使用的精油也不一定相同。另外，从粉刺发展到痤疮的成因有很多，如当饮食过油，身体也容易分泌出过量油脂；压力大的时候，交感神经占上风，皮脂腺也会比较活跃；有时也跟内分泌有关，雄激素会影响皮脂腺分泌出油脂，男性的雄激素较多，而女性在生理期前两周左右也会有较多的雄激素分泌；青春期或者生理期前特别容易长痤疮，可以使用一些平衡内分泌的精油护肤，如天竺葵、快乐鼠尾草、依兰、甜茴香、玫瑰、茉莉等精油。由于是内分泌导致，所以除了涂抹脸部，女性还可以用精油涂抹下腹部，加强精油对于妇科系统的作用。

痘痕

当粉刺与痤疮消退，我们的肌肤已经平整许多，但痤疮消失了，当初严重发炎或过度挤压造成的肌肤组织深层损害而产生的疤痕不会马上消失。针对这种情况，我们可以使用帮助皮肤细胞再生的精油，如意大利酮永久花、马鞭草酮迷迭香、薰衣草精油，搭配高活性植物油，如玫瑰果油、黑莓籽油、覆盆莓籽油、小麦胚芽油等一起使用。疤痕不只是在角质层产生的，可利用精油分子小的特性，让它能深入一般保养品无法达到的真皮层，从更深处去消除疤痕。

毛孔粗大

通常由3种情况造成：第一种是因为细胞缺水失去饱满度，通常是短期的状况，可以很快恢复；第二种是皮肤出油过度，造成皮脂出口的毛孔变大；第三种则是胶原蛋白减少，也就是老化的过程中，组织支撑力下降让毛孔不如以往密合。

　　针对第一种，可以使用纯露湿敷，或再加上芦荟胶、玻尿酸等物质加强补充细胞水分，当然，记得再使用油类产品把水分锁住。

　　第二种情况最主要就是得改善过度出油的情况，因此使用控油的精油是必要的；至于第三种情况，虽然很多食物里有胶原蛋白，但要通过食用达到补充肌肤组织的效果其实不佳，因为身体对胶原蛋白的转化效率很低，其实不会有明显效果。

　　医疗美容的做法是利用超音波等方式刺激皮肤深层组织，使组织为了修复伤害而产生胶原蛋白，不过价格也比较高。胶原蛋白流失是老化过程中必然的现象，虽然人都会老化，但是我们可以决定老化的方式还有速度，平时多为肌肤补充需要的营养，可以有效延缓衰老。除了挑选可延缓老化、适合成熟肌肤使用的纯露、面油外，按摩面部能帮助肌肤代谢废物，并加强护肤品吸收。

　　毛孔粗大并不是一种皮肤病，但当盯着镜中的自己，的确很容易注意到这个问题。就像我们生活中有许多小事，也许别人并不会注意，但自己十分在意，甚至到深受困扰的地步。如果观察到毛孔粗大，可以考虑用一些能让自己心情爽朗的精油，如山鸡椒、玫瑰草、柠檬香茅精油，除了控油，还可以观察一下身心状态的转变!

色斑

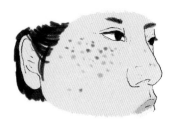

　　色斑出现的原因可分为内在因素与外在因素。内在因素是脑垂体控管的内分泌与肾上腺素分泌失调，可能造成黑色素沉淀，如怀

孕时可能会出现色斑，但生产后几个月内即会消失，在生理期、比较劳累时，皮肤色斑也会比较明显。这种情况可用一些稳定内分泌的精油，如马鞭草酮迷迭香、黑云杉等精油，搭配针对消除黑色素的永久花、芹菜籽、胡萝卜籽精油，而植物油可选用帮助皮肤细胞再生能力强的产品，另外，如雏菊浸泡油（含有能抑制黑色素的熊果苷）、雷公根浸泡油也是不错的选择。

外在因素就是化妆品、护肤品造成的色素沉淀，以及过量照射阳光。解决方式首先就是更换造成色素沉淀的化妆品还有护肤品，并注意清洁程序，使用植物油按摩面部卸妆加上适当的清洁用品，可有效减少这部分的影响；第二就是注意防晒，市面上有非常多的防晒用品可以选择，如果已经习惯芳疗保养的肌肤触感，对于市售的护肤品、防晒品可能接受度没有那么高，就可以使用植物油防晒[3]。

蚊虫叮咬

每一个人都有被蚊虫叮咬的经验，我小时候非常容易被蚊子叮，回一趟老家双腿就变成"红豆冰棍"，我又特别喜欢去抓尚未复原的痂，久了就会留下许多疤痕。预防甚于治疗，防蚊喷雾在居家清洁篇里有介绍，但如果真的被叮咬，薰衣草加上胡椒薄荷精油就非常好用了。胡椒薄荷清凉的感觉可以止痒，薰衣草能缓解红肿的炎症。这两种精油可使用任何一种植物油作为基底油调和，不过有一些使用者反应琼崖海棠油单擦也很有效果。

一般来说，蚊虫叮咬对于皮肤的影响几天就会消失，但如果无法控制自己的手，让皮肤留下疤痕，除了靠时间让疤痕淡化，也可参考消除痘痕的配方（P.212），以加速代谢再生。

注 ｜ ③ 利用植物油防晒的方法，请参考P.104。

瘀青

皮下微血管因故破裂（通常是因为受到撞击）而产生出血，血液累积在皮肤组织而有肿胀、变色的情况，即产生瘀清。刚刚发生碰撞时，由于微血管还在破裂的状态，因此不要使用活血的精油，免得让血液扩散更严重，而是用帮助收敛、修护的精油，如岩玫瑰、柠檬、丝柏、薰衣草、乳香等精油。

等到痛感减弱，再使用活血化瘀的意大利酮永久花、马鞭草酮迷迭香、冬青白珠树精油，搭配山金车浸泡油、圣约翰草浸泡油、琼崖海棠油调和，轻轻地按摩瘀青。单用永久花纯露湿敷瘀青也能够缓解。

如果是很容易产生瘀青，又很难消退，可以使用帮助身体循环的精油搭配植物油按摩来调理，如月桂、广藿香、迷迭香、葡萄柚、黑胡椒等精油。

皮肤皲裂

因为角质层细胞缺水严重，无法规则排列，原本是保护身体的"城墙"，但"砖块"渐渐开始松动，甚至出现裂痕，造成疼痛。

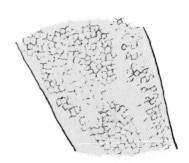

这有可能是季节性的，如冬天时皮脂分泌较少，加上血液循环较差，连带肌肤营养运送也较慢，因此最上方的角质层受到损伤；也有可能是接触性的，因为时常接触到溶脂性高、吸水力强的清洁用品，造成肌肤细胞无适当油脂保护，水分又被强力吸干，造成角质细胞失去了正常堆叠的能力而瓦解。

这时候，我们可以使用提升皮肤含水能力的纯露（如玫瑰、茉莉、菩提、薰衣草），先喷洒皮肤，然后抹上滋养度高的植物油（如橄榄油、牛油果油、玫瑰果油、黑莓籽油、琼崖海棠油、小麦胚芽油），这样很快就能够感受到肌肤回到平滑有弹性的状态。此外，还可以搭配岩兰草、檀香精油加强肌肤锁水能力，以及乳香、没药、古巴香脂等树脂类精油，以绿花白千层、薰衣草精油增进修护。

如果觉得麻烦，也可以用纯露与植物油、精油，利用乳化蜡④做成乳液，乳液分子小，吸收效果也好。约75％的纯露，25％的植物油，5％的乳化蜡，先将油与乳化蜡隔水加热至溶解，搅拌均匀后倒入温热的纯露再搅拌均匀，冷却后滴入适当浓度⑤的精油即可。

注 | ④　由于油与水并不相容，因此需要一种能把油和水抓在一起的物质，让两者稳定结合在一起，这种物质又称为表面活性剂。表面活性剂的种类有很多，比较安全、不易造成刺激的是橄榄乳化蜡，它是由橄榄油氢化而成的产品。
⑤　关于精油的适当浓度请参考P.35。

改用芳疗护肤可能出现的各种皮肤问题

　　长期使用市售护肤品的人，在转用芳疗护肤后，可能会发现自己的皮肤一下出现很多问题，进而觉得自己不适合芳疗护肤，再用回原来的产品。其实，因为芳疗护肤与许多市售护肤品的作用机制不太一样，因此皮肤可能会出现短暂的不适应。

　　市售护肤品有很多种，有些品牌很认真去研究如何强化肤质，但也有另外一些品牌，讲究的是涂抹完护肤品后的触感。这两种是有差异的，因为，有很多护肤品添加硅灵成分，让我们使用完再触摸肌肤会感觉肌肤滑润有光泽，但其实是因为硅灵填补了肌肤表面不平滑的地方。实际上，这对于角质层以下的肌肤组织并没有带来什么帮助。而且，这样的填补还可能会造成毛孔阻塞，进而引发一连串的粉刺、痤疮。

　　可是，在使用初期因为皮肤摸起来的触感很好，很少有人会察觉到其中的陷阱。如果这样的产品又含有防腐剂，长此以往皮肤反而受到伤害，变得越来越敏感。

　　正因为许多护肤品的保养机制其实是硅灵的润滑，所以当没有继续定时填补硅灵时，原本皮肤的状态就会显露出来。长期饥饿、失衡的皮肤细胞与组织，并非芳疗保养一天可以改善的，修补时间长短，与肌肤原本的状态也有关系。这也是为什么有些人会有使用"过渡期"。

　　另外一种情况是"好转反应"，在中医或一些另类疗法中常会看到。病人、个案在使用特定产品之后，皮肤问题变得严重，但一段时间后会完全消失。

　　好转反应很容易与过敏反应混淆，两者都是在接触新产品时突然出现的严重反应，如起疹子、发红、发痒、脱皮。不同的是，好转反应会突然大量出现症状，然后随着持续使用产品渐渐消退，而且通常是对称性出现，不是单一局部皮肤区域；若是过敏反应，在持续使用产品的情况下，情况会越来越严重，而停止使用后很快可以感受到症状缓解。

虽然说"天然的好"，但不代表天然的物质就不会引起过敏，花生、小麦、麸质、奶类都是很常见的过敏原，每个人的体质都不一样，对于什么样的物质比较敏感也不一定，所以在使用新产品前建议先做局部过敏测试。

当皮肤原本就比较脆弱时，过敏风险也比较高，同样的物质也许这次用出现过敏，但在肌肤比较稳定时再用，就不会产生过敏反应，这也是有可能的。

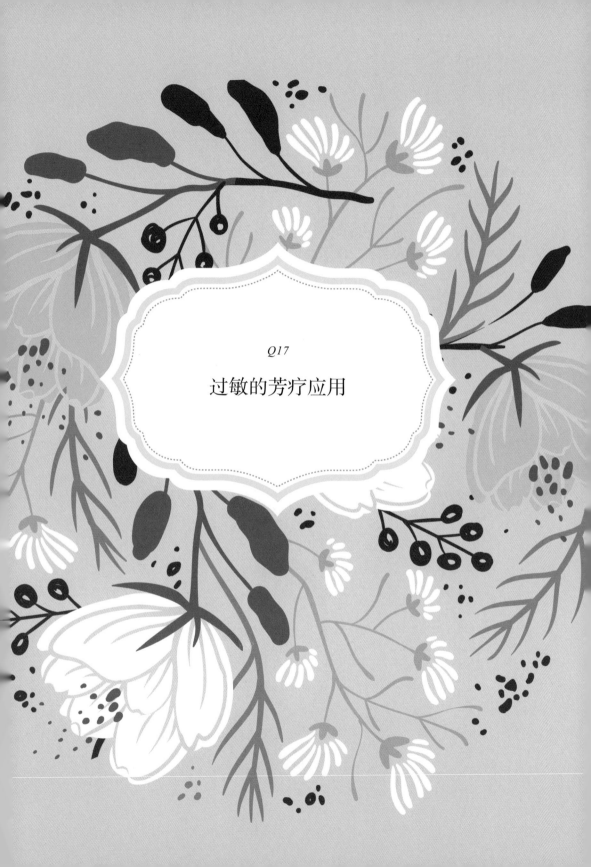

Q17

过敏的芳疗应用

　　每个人的过敏原并不相同，同样的食物，别人吃完没事，可是自己只要碰到也许整个嘴唇就会肿起来。如果是特定的食物过敏，或许算是不幸中的大幸，尽量避开就可以；但如果是尘螨、气温变化、花粉等环境性的过敏原，那真是防不胜防。

　　过敏，其实是身体对于特定物质"过度敏感"。我们的身体为了维持正常运转，有一套免疫系统，它的功能就像电脑的防毒软件一样。当防毒软件设置安全性极高时，可能连我们平常使用电脑时都会产生困扰，连照片压缩文档都被视为具有高风险的文档。

　　过敏也是如此，免疫系统对于特定物质非常敏感，只要极少的量对于身体来说都会如临大敌，非要开启红色警报，进入全面戒备状态。

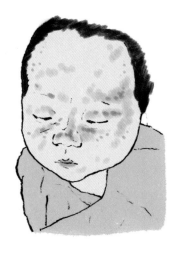

常见的过敏反应

过敏反应有很多种，但大部分还是发生在皮肤、呼吸与消化系统；而过敏又分成两类：速发性过敏，以及延迟性过敏。

速发性过敏是一般人所熟知的过敏，一碰到特定物质或环境，身体会马上出现剧烈反应，很容易观察到两者间的关联，所以一般来说也会主动避开；延迟性过敏则是较少被了解的，因为可能要连续接触同一物质达到一定的量，身体才会出现一些反应。由于时间较长，加上身体变化缓慢，类似感冒的呼吸道反应、逐渐扩大的湿疹、慢性消化问题等，因此不容易被发现。

如果观察到自己有长期的皮肤、呼吸或消化系统不良的情况，去作过敏原检查固然可以找出一些延迟性过敏原，但资料库有限，越大的资料库，检测费用也越高。我们有自己找出过敏原的方法，首先可以列出自己每天的饮食、用品清单，从最常接触的高风险过敏原（如牛奶、小麦等）开始，一个月停止摄入或接触，记录自己的身体变化，一个月后再次连续摄取、接触时，留意身体在一个星期内发生的转变。

听起来很麻烦，不过通常不用很久就会发现延迟性过敏原，因为要改变长期习惯并不是那么容易的事，当累积的过敏原停止进入身体时，症状就会慢慢消失。在这期间，因为我们同时建立了观察自己身体情况的新习惯，所以在不小心又吃到、接触到正在避开的特定物质时，更容易观察到身体产生的细微变化。

举我个人的例子，燕麦这种非常健康的食物，就是我的延迟性过敏原。只要连续摄入2~3天，脸上一定会冒出大痤疮，而且是闷在皮肤里面很难处理的那种。

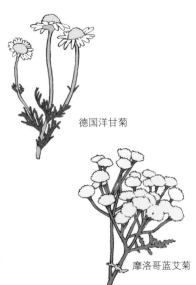

德国洋甘菊

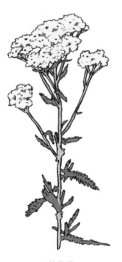

摩洛哥蓝艾菊

西洋蓍草

速发性过敏的芳疗对策

找到过敏原并避开它是一种策略，但有时过敏原"就是找不到"，然而身体持续出现急性的过敏反应，我们该怎么办？在芳疗中，有4种植物可以阻断过敏信号（专业术语是含有抗组织胺）：它们分别是德国洋甘菊、摩洛哥蓝艾菊、西洋蓍草以及南木蒿。

这些植物都有"天蓝烃"这种成分，也因此这4种植物精油都是蓝色的。天蓝烃并不存在于植物中，而是在蒸馏过程中，芳香分子因温度转变而生成的物质，它本身是一种抗组织胺，可以抢在过敏信号送达细胞受体前，先把过敏信号拦截下来；天蓝烃是一种很容易氧化的物质，打开德国洋甘菊精油使用没多久，应该就可以发现精油从蓝变绿，再由绿变褐，这是很正常的情况，但不会影响它的效果，可以正常使用。

这4种植物精油虽然有相同的物质，但毕竟所属不同的植物，因此在应用上虽有相同的地方，但还是有些差异。

南木蒿

德国洋甘菊除了对于皮肤过敏有很好的镇定效果外，对于情绪、心灵也有安抚作用，如晚秋夜幕低垂时的深蓝色天空所带来的沉静感受；西洋蓍草除了缓解过敏之外，对于外伤、肌肉关节与神经炎症都有很好的帮助作用；摩洛哥蓝艾菊的气味轻盈，凉感明显，像在澄澈大海中悠游一般，呼吸道不适时使用起来很舒服；南木蒿樟脑成分较多，对于消除呼吸道黏膜与消除疤痕的效果更突出一些，但也因为樟脑等单萜酮成分较多，刺激性较强，使用剂量要

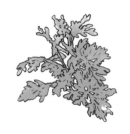

特别注意，并避免给孕妇、婴幼儿使用。

除了这4种精油以外，还有一种精油可以调理皮肤及神经系统，让我们不容易产生过敏反应，它就是罗马洋甘菊，稀释后带有淡淡的蜂蜜甜或苹果香①，就气味或抗敏的温和性来说，都很适合给婴幼儿使用。

缓解过敏带来的炎症反应

上面提到的是针对过敏本身的情况，而过敏会带来炎症反应，我们可以使用薰衣草、没药、乳香、古巴香脂、花梨木、广藿香等精油帮助缓解。另外，依过敏反应的身体部位不同，使用方式也不同，如皮肤过敏可以将上述对应精油加入金盏花浸泡油涂抹肌肤；如果发痒难耐，可以再加上胡椒薄荷精油利用凉感止痒；抹油前可以喷洒（或湿敷）德国洋甘菊、罗马洋甘菊、薰衣草、香蜂草等纯露，同时也帮助油脂吸收。

如果处于很严重的情况，建议先不要用精油，先用纯露加金盏花浸泡油涂抹，待稳定后再加入1％的精油，确认不会造成皮肤刺激，再慢慢提高浓度。

呼吸系统的过敏情况，除了调油涂抹呼吸道外部肌肤，也可以用吸嗅的方式，将1～2滴精油滴入一大碗热水中，再以毛巾包住头部与手腕，利用蒸汽加速精油挥发进入呼吸道，并且湿润呼吸道黏膜，避免干燥引发的不适。这种情况除了前面提到抗过敏、缓解炎

注 | ① 过去我看到书上形容罗马洋甘菊的气味都嗤之以鼻，因为它的味道闻起来真的一点都不像蜂蜜或苹果。不过，当我把它以极低的比例加入复方精油中（大概是10滴薰衣草精油＋1滴罗马洋甘菊精油），终于领悟到书上提到的那种美妙的气味。所以如果觉得罗马洋甘菊味道不好闻，不妨将它的比例降到极低，这样它的气味层次才能显现出来！

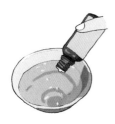 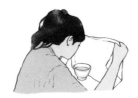 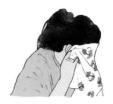

症的精油，还可以搭配强化呼吸道的精油，如罗文莎叶、香桃木或者迷迭香、尤加利等精油。

若是遇到消化道问题，可将精油涂在肚皮上！一些香料类、果实类的精油都会有帮助，薄荷、迷迭香、月桂、佛手柑、山鸡椒等精油都是不错的选择。这些精油要再搭配抗过敏的精油使用，才能真正发挥作用。

如果你常遇到鼻过敏，单用尤加利、迷迭香、百里香这类精油，刚开始会感觉很有帮助，但用久了效果就会减弱。这是因为目前身体的问题，并非细菌、病毒所引起的，而是自身免疫系统失调，单就症状去调理，短时间或许能收效，但源头的问题并没有解决，不能根除症状。

如果有长期过敏的情况，也有可能是因为身体神经系统传递信号不佳，引发身体全面的警备状态，这时候口服植物油可以带来全面的帮助。在介绍植物油特性的部分中提到（请参考P.89），神经传导是需要脂肪酸的，而大部分的饮食中，维持身体健康必要的脂肪酸种类摄取通常不足。当神经系统没有足够的递质去传递正确的信息，身体就容易出错，误判形势。

遇到这种情况，每天口服品质良好的冷榨有机植物油，可以得到改善。针对过敏情况，必需脂肪酸含量较高的植物有琉璃苣、月见草、玫瑰果、黑种草、亚麻籽等，每天在不加热的情况下摄取3～5毫升，可以帮助身体系统恢复平衡。

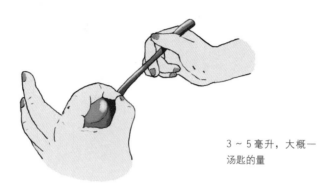

3～5毫升，大概一汤匙的量

　　值得注意的是，皮肤、呼吸道与消化道都是会接触到外界物质的身体系统。过敏的症状出现在身体上，也可观察内心世界的状态，是否同样对于外界环境过于敏感？是否是外在环境累积太多压力，造成身体系统警戒等级升高，当有高过敏风险的物质进入时，就会产生皮肤过敏反应。

　　呼吸道是我们接收氧气与排出二氧化碳的器官，消化道负责吸收食物中我们可以利用的营养，排出我们无法利用的部分，如果从心理学的角度思考，能够更了解自己，就可以针对个人经验使用相应的精油。

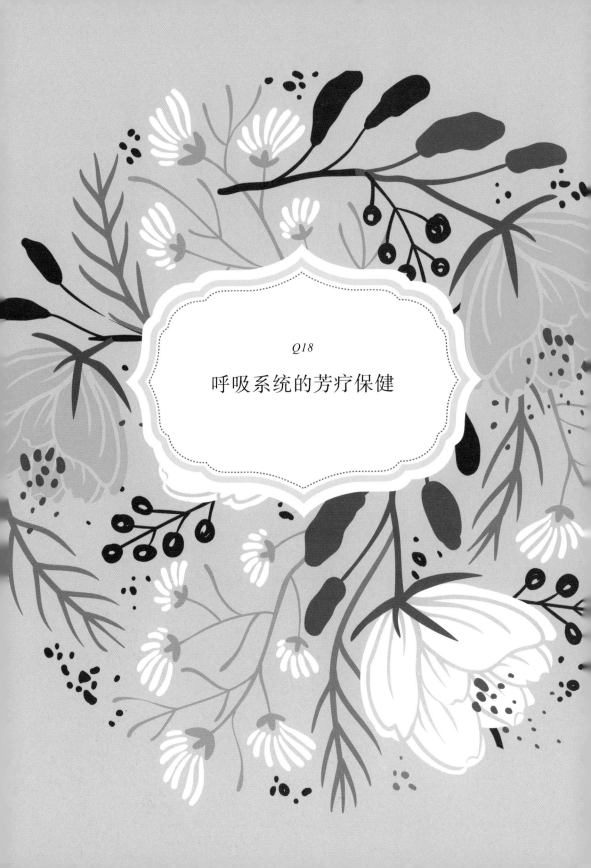

Q18

呼吸系统的芳疗保健

除了助眠、护肤，最常被问到的芳疗应用，就是与呼吸道保健相关的问题了，如鼻塞、咳嗽、感冒引起的全身性症状，过敏性鼻炎、长期干咳、气喘、扁桃腺发炎等。

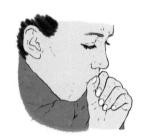

缓解呼吸道症状

呼吸道症状大概有几个缓解方向，可以依症状搭配使用：发炎、黏液、痉挛。

发炎首选可以消炎的精油，如薰衣草、罗马洋甘菊、摩洛哥蓝艾菊、依兰、乳香、没药等精油；如果是有鼻涕或咳不完的痰，一方面可以用化痰的桉油醇迷迭香、尤加利、穗花薰衣草、樟脑迷迭香、绿花白千层、罗文沙叶等精油，另外如树脂类的精油，如乳香、没药、古巴香脂等精油也有很好的帮助；如果是干咳不停，则可以用抗痉挛的精油舒缓，如纯正薰衣草、甜马郁兰、罗马洋甘菊、快乐鼠尾草、苦橙叶等精油，也可以用树木类的精油加强呼吸道功能，如丝柏、香桃木、大西洋雪松，甚至花梨木精油，都有很好的帮助。

由于呼吸道是我们与外界接触的重要器官，因此它出问题通常与我们身体的守卫——免疫系统有关，所以也可以用一些适度帮助提升免疫力的精油，如百里香、迷迭香、尤加利、月桂等精油，帮身体增强免疫力；当然，也可以加入一些杀菌效果好的精油，如茶树、柠檬香桃木、玫瑰草、广藿香等精油。

前面讲的是一般的呼吸道感染，如果出现一些初期症状，可以通过饮用沉香醇百里香纯露增强全身免疫力，避免后续症状加重。

在感觉嗓子不舒服，或者身体有点不寻常发热时，可试着使用沉香醇百里香纯露，直到情况好转为止。当然，如果不见起色，建议寻求专业医生。

如果是有痰的情况，可以考虑饮用丝柏、杜松纯露，此二者有助于水分代谢，且有收敛作用，马鞭草酮迷迭香、尤加利纯露则可以帮助黏液消融；如果是长期咳嗽，可能是因为呼吸道功能低下，所以对于外界物质进入呼吸道比较敏感，这种情况可以用香桃木、大西洋雪松等纯露来强化呼吸系统。

针对呼吸道不适，我们也可以调配按摩油涂抹呼吸道外侧皮肤，或者用熏香方式让芳香分子进入呼吸道达到舒缓的作用。有时候因为一直擤鼻涕，鼻子两侧和鼻翼都开始脱皮了，变得更加难受，使用按摩油涂抹也能避免这样的情况发生。熏香的方式除了使用熏香工具让空间充满芳香分子，另外还可以准备一大碗热水，滴入一两滴精油（量太大反而不会有帮助），用毛巾包着自己的头与碗，吸嗅精油蒸汽。另外，在戴口罩的时候将一滴精油滴在口罩上，也可以有效舒缓呼吸道的症状。

缓解病毒感冒与过敏性鼻炎、气喘

如果是感冒病毒引起的全身性不适，如发烧、头痛，可用纯正薰衣草精油和薄荷精油调成按摩油涂抹全身；薄荷纯露、香蜂草纯露也有解热的作用，可以减轻症状。

香蜂草纯露十分温和，不管是小孩还是老人都可以使用，清新微甜的气味接受度也很高。倘若使用如百里香、尤加利、茶树精油仍感受不到帮助，也许身体需要的并不是这种强力的支援，而是轻柔的安抚，这时候香蜂草纯露就是很好的选择。

除了因为病毒、细菌感染造成的呼吸道症状，过敏性鼻炎与气喘，也是很让人困扰的。过敏性鼻炎或支气管炎等呼吸道炎症，主要还是由于免疫系统失衡引起，因此除了呼吸道用油之外，减轻过敏反应也是很重要的思考方向。

如德国洋甘菊、罗马洋甘菊就可以加入使用的行列，不管是饮用纯露、熏香或调油涂抹都会有帮助。另外，也可以口服必需脂肪酸含量高的植物油，以帮助神经系统正常传递信息，以及消弭过度活跃的免疫系统信号，如琉璃苣油、月见草油、玫瑰果油、亚麻籽油等都是很好的选择。值得一提的是黑种草油，由于它含有黑种草酮与百里香氢醌，对于消除黏液特别有效果，因此假设有鼻塞或浓痰症状，可以感受一下它带来的帮助。

诱发气喘的因素非常多种，发作时会感觉胸闷、呼吸困难或剧烈咳嗽等，由于这时呼吸道处在紧缩的状态，就不要挑选具收敛作用的植物（如丝柏、尤加利、迷迭香、绿花白千层等）精油，会让症状更严重。我们可以从舒缓紧张的呼吸道下手，如可以帮助呼吸深沉的乳香，就是很好的选择。另外如薰衣草、甜马郁兰、快乐鼠尾草、苦橙叶这类抗痉挛的精油，也可以搭配使用。

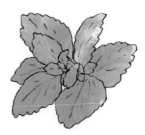

能轻柔安抚身体的香蜂草

关于呼吸的身心安抚

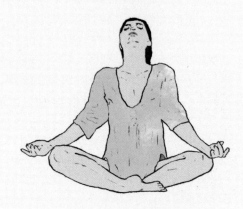

　　其实，每一次呼吸都是在接受和给予——接受空气进入自己的身体，将体内的二氧化碳排出。如同呼吸一进一出，要平衡身体才能良好运转一样，接受太多，可能也会有"喘不过气"的感觉，我们在生活中的接受和给予也要平衡，才是长治久安之计。

　　我们可以选择吃哪些食物，不吃哪些食物，却很难选择吸入哪些空气。你呼出来的气，混杂了各种物质，成为我吸入的气，通过呼吸，个体之间以不可见的方式交融在一起。当我们对于这种交融产生抗拒或逃避，可能就会表现在呼吸道上。

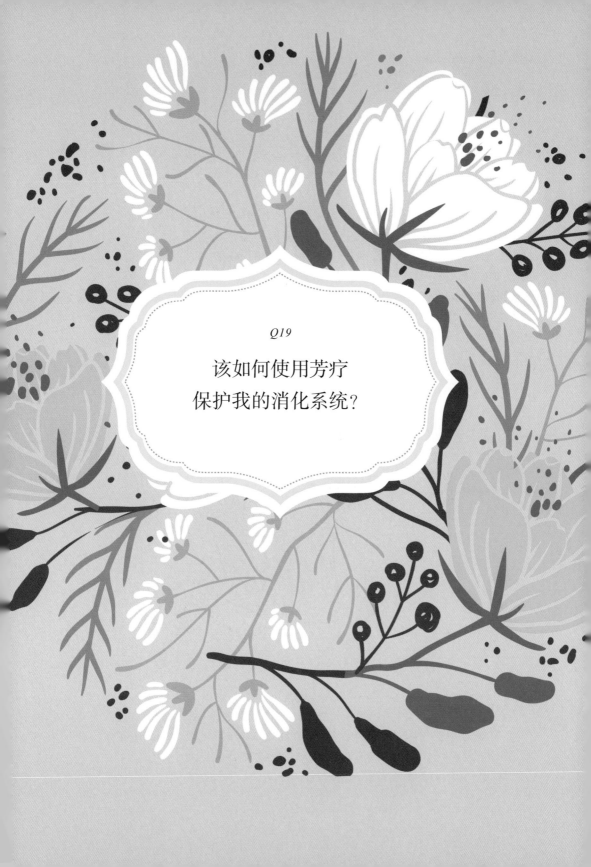

Q19

该如何使用芳疗
保护我的消化系统？

消化系统负责把我们从外界摄取的食物转化成身体可以利用的物质，还有排出废物。每个人或多或少都有过消化系统出问题的经历，有些人可能是急性肠胃炎，专些人可能是长期的状态。

针对长期的状态，一种是消化机能低下，另一种是因为情绪紧张引起的肠胃不适。针对消化机能低下的情况，我们可以用果实类及香料类精油来调整，如甜橙、柠檬、佛手柑、葡萄柚等果实类的精油，还有迷迭香、薄荷、百里香、月桂、黑胡椒、豆蔻、茴香、丁香、肉桂等精油。当然，如果是因为吃太多而造成的消化不良，使用这些精油也可以很快地帮助消化，可将精油调成按摩油涂抹在腹部，或者用熏香的方式，这些植物的纯露也可以加到水里饮用，帮助消化。

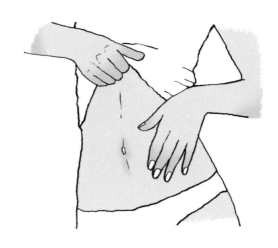

我在上学的时候，想用精油帮助集中注意力，用了葡萄柚＋迷迭香＋柠檬香茅这个看起来可以集中注意力的组合，但每次用不到半小时就想吃东西，根本无法专心读书，这时我才赫然发现，这个果实与香料的组合，其实是帮助消化和开胃啊！

若是情绪一直处在紧张状态，造成消化功能紊乱，久而久之消化机能的确会受影响，因此如果观察到自己平常（或小时候、年轻时）消化并无太大问题，但在某个人生阶段（也许是换工作或结婚、怀孕等人生重大变化），或者特定情况下，消化机能变得特别不好，那么这就是跟情绪有关的消化问题。

为什么情绪紧张与消化有关系呢？消化系统属于自主神经控制的系统，也就是说并不会由我们的意识来控制，很难凭大脑思维去影响，因为这是由自主神经去判定、操控的。

当身体觉得自己处于危险状态时，会启动"战或逃"（fight or flight）的机制。此时，身体的资源都会用来支持与战胜危险或逃离危险有关的行动，是否能够吸收刚刚吃进去的东西，对于这时的身体而言并不是最重要的事，活下去才是首要关注的。因此，如果处在紧张状态，身体会误以为是生死存亡之际，因此减弱消化功能，将能量转移至其他用处，就会因消化功能低下而引起各种不适症状。最典型的例子如要上台报告前，会觉得紧张到胃痛、想吐，或者想上厕所。

与情绪有关的消化不适，可以用一些舒缓焦虑，甚至平衡自主神经的精油、纯露。如橙花就是很好的选择，另外如柠檬马鞭草、香蜂草，除了舒缓情绪外，原本对于消化机能增强就很有帮助，而甜马郁兰、薰衣草、乳香、花梨木等比较轻柔的气味也是我会考虑的选择；如果是已经发炎的状态，罗马洋甘菊除了消炎，对于神经系统也有修护的作用，西洋蓍草能够帮助消炎，也能增强消化系统功能。

从口腔开始的消化旅程

我们的消化器官其实不只有胃和肠，是从口腔就开始的。唾液帮助我们把嚼碎的食物吞咽进消化道，也能一定程度地分解淀粉。如果自己的口腔过于干燥，甚至出现口臭，这可能与唾液分泌量过

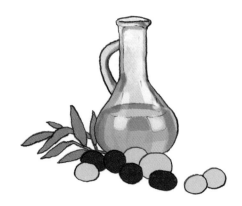

少有关系，这时可以每天用植物油漱口10～15分钟，除了增加唾液分泌，还可以帮助身体排毒①。

如果排便困难，可以考虑每天口服3～5毫升植物油，加强肠道润滑度，减少排便阻力，如黑种草油，本身含有百里香氢醌这种芳香物质，对于消化机能也有提升作用，加上原本就含有帮助神经传导的必需脂肪酸，对于消化机能低下的改善是很好的选择。不过也因为含有百里香氢醌芳这种成分，建议连续使用不超过3个月，避免造成身体代谢的负担。

"消化"一词除了指身体消化系统，通常也会运用在我们的生活之中，例如和同学聊到"这本书太难懂了，我脑袋无法消化"，或者跟朋友说"最近工作量太大，我无法消化。"如果消化系统出现一些问题，可以温柔地问问自己，是否生活中有一些感觉"无法消化"

注｜ ① 关于"油漱法"，请参考P.100。

的事情呢？胀气的感受是否和自己被情绪、问题塞满的感觉有些类似？呕吐的时候，是否有种自己逼着自己强咽下一些东西，但还是受不了的无助感呢？腹中累积许多身体用不到的残渣，是否在生活中也紧抓着一些觉得可能还有用的东西舍不得放手呢？拉肚子的时候，急忙跑去厕所，是否也想到在不愉快的处境而试图逃跑的感觉呢？

　　这些都是从心理学的角度，去看情绪与身体的关系，如果已经用过各种药物但仍不见好转，给自己一个机会，从另一个角度观察，也许身体正在试图用它的方式与你对话。

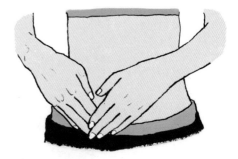

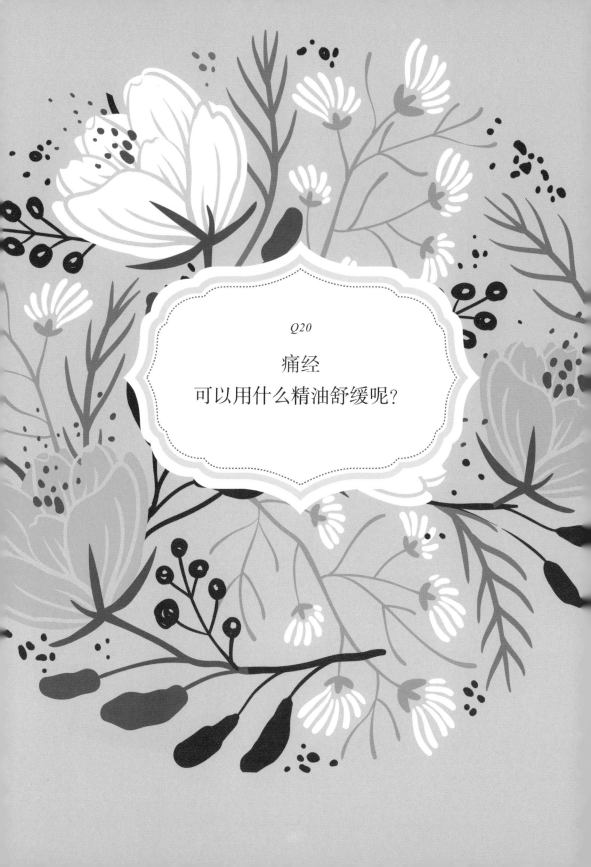

Q20

痛经
可以用什么精油舒缓呢?

导致痛经的原因有很多，但在痛起来的时候，大概没时间和心思去研究那么多。正在痛经的时候，可以用抗痉挛的精油，如薰衣草、快乐鼠尾草、苦橙叶、罗马洋甘菊、佛手柑、豆蔻等精油，它们的酯类化合物含量比较多，可以帮助放松，缓解痉挛；如果收缩剧烈，可以考虑加入龙艾、热带罗勒、肉豆蔻等醚类化学物质含量突出的精油，但要记得因为它们的刺激度较高，用量最好在1％以下比较安全。

另外，也可搭配缓解疼痛的精油，如依兰、甜马郁兰、甜茴香、冬青白珠树等精油。调成5％按摩油，如果感觉没有改善，可以考虑把精油浓度提高到10％，涂抹下腹部，加上热敷，应该很快就可以感受到症状减轻。

如果是偶尔出现的痛经，上述的按摩油应该足以让经期顺利度过。如果是频繁、长期出现痛经，冰冻三尺非一日之寒，紧急状况处理好了，就可以把握机会好好调理，在平日就预防痛经再次发生。

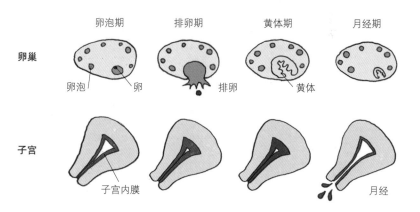

要想缓解痛经，首先要了解经期是什么，才能更清楚知道如何让异常情况回归正常。影响月经有两大激素：雌激素与黄体素，它们都是由卵巢滤泡产生的。生理周期就是这两个激素此消彼长而产生的。

　　卵巢滤泡会分泌雌激素，雌激素会在乳房还有臀部增加脂肪堆积，让女性身体发展出第二性征，更加容易吸引异性，增加培育胚胎的机会。就像植物也会以各种方式来增加繁衍的机会。另外，在生理周期中，子宫内膜细胞接收到雌激素的信号就会开始充血增厚，当胚胎形成时，子宫让胚胎可以着床；当卵巢滤泡成熟时，雌激素也达到高峰，卵子被排出，卵巢滤泡变成黄体，分泌出黄体素。黄体素会维持雌激素增厚的子宫内膜，等待胚胎着床，如果期间没有精子与卵子结合为胚胎，黄体素的浓度骤降，子宫内膜就会开始剥落，这就是月经。

对妇科系统有帮助的芳疗产品

　　能加强妇科相关内分泌系统的精油有很多种，因为花朵本身就是植物的生殖器官，所以花朵类的精油都会有帮助；另外如快乐鼠尾草、天竺葵、甜茴香、丝柏等精油会影响雌激素分泌，但要注意的是，这些植物精油并不是直接补充雌激素，而是它们有类似雌激素化学结构，会诱导身体分泌需要的雌激素。比较特别的是贞洁树（又称圣洁莓），它是少数能提升黄体素的植物，如果雌激素分泌过多，可以考虑使用贞洁树精油增加黄体素的分泌以达到内分泌平衡。

　　我们除了针对失衡的雌激素或黄体素给予加强，更进一步可通过调节来平衡内分泌。如马鞭草酮迷迭香、黑云杉、胡椒薄荷、土木香、柠檬马鞭草精油。

　　以上提到的植物，除了可以用精油调成按摩油之外，也可以通过每天饮用20～30毫升的纯露达到舒缓、平衡内分泌的作用。建议在非月经期饮用，月经时休息，让全身有完整的净化、调整，经期结束后再开始进行下一轮调理。

　　因为月经期正是雌激素与黄体素浓度都低落的时候，如果这时我们又补充刺激这两者分泌的物质，可能会扰乱内分泌。前面提到调节内分泌中枢的植物可以一直使用，但是月经时的症状建议用舒

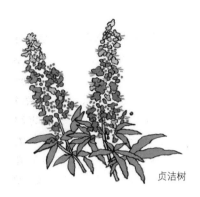

贞洁树

缓痛经的按摩油，或使用薰衣草、橙花、香蜂草等比较舒缓的纯露。

　　很多人听到痛经要用芳疗，就想到永久花或岩玫瑰，但这两种植物最擅长的并不是调整雌激素或黄体素，而是针对子宫内膜异位产生的疼痛。子宫内膜异位，指的是子宫内膜细胞没有乖乖待在子宫内膜里，跑到其他地方去了，如骨盆腔中的腹膜、大肠或卵巢。尽管在错误的地方，但也会接收雌激素的信号而开始充血，于是产生疼痛。如果发生在卵巢，卵巢内的积血难以排出，久之就会变成咖啡色的血瘤，颜色就像巧克力，所以又称为巧克力囊肿。

　　子宫内膜异位最主要的原因是经血逆流，少部分的经血并没有从阴道流出，反而从输卵管逆行进入腹腔。经血中含有一些子宫内膜细胞，当这些细胞停留在其他部位，就产生了子宫内膜异位。

　　由于这个情况与经血排出有关，因此永久花这种可抗凝血、帮助血液流动的植物，就很有帮助。此外，永久花还有强大的净化效果，缓解子宫内膜异位；至于岩玫瑰，它有收敛的特性，能够减少充血，舒缓子宫内膜细胞在其他地方充血造成的疼痛。由此可知，并不是所有的痛经都要用到永久花跟岩玫瑰，还是要先了解自己属于哪一种情况，处理起来就更容易。

　　网络上有很多资料提到永久花纯露性寒，所以不建议常喝。菊科的植物大部分都有消炎的特性，但是永久花能活血化瘀，与寒性物质凝结、阻滞的特性相反，所以无须太担心。不过，如果在使用中身体出现寒性食物带来的症状，那么我们一样可以用平衡的方式去调整，如搭配黑糖、姜、桂圆等温热属性的食材一起服用。

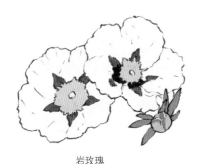

岩玫瑰

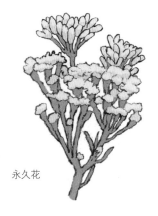

永久花

　　如果是月经不规律，那么与内分泌不稳定有关系，上述平衡内分泌的植物都可以使用。但若3个月以上月经未至，就有闭经的可能，需要增强内分泌；如果6个月以上还没有来月经，可能需要使用效果更强的通经植物，如艾草、鼠尾草、樟脑迷迭香、头状薰衣草等；如果是因为身体虚弱，造成经血不足，可以使用比较滋补的精油，如欧白芷根、岩兰草、龙脑百里香等。

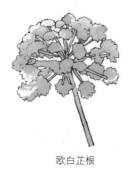

欧白芷根

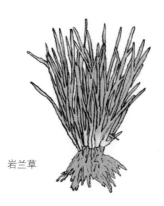

岩兰草

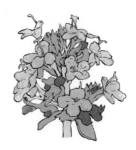

龙脑百里香

以上提到的情况，其实都与神经传导有关系，内分泌中枢与身体各激素的沟通需要足够的神经信号传导递质，才能够有效传达。这时候，口服植物油可以带来全面的帮助，因为植物油中的必需脂肪酸正是神经信号传导所需的物质；第二，痛经也有部分原因是体内造成痛觉的前列腺素过高，Omega-3或Omega-6都可以产生消弭这种前列腺素的物质[1]。

因此，如果是长期深受痛经之苦，建议每天口服冷榨有机植物油，确保身体有足够的营养物质，帮助神经信号正确传导，还可以解除身体过度的发炎或疼痛反应，一举两得。

还有一种妇科常见问题，就是私密处感染造成的瘙痒、分泌物增多等。这种情况可以使用玫瑰或沉香醇百里香等杀菌力较强的纯露喷洒私密处后擦干；如果已经发炎，再考虑使用德国洋甘菊或罗马洋甘菊等消炎的纯露。

注 | ① 关于植物油与减轻痛觉的关系，请参考P.93。

　　面对因为感染造成的发炎或瘙痒，一直用杀菌能力弱的纯露，见效较慢。也可以调和浓度1％以下的按摩油涂抹外阴部。感染则可以使用茶树、松红梅、绿花白千层、香桃木、天竺葵等精油。

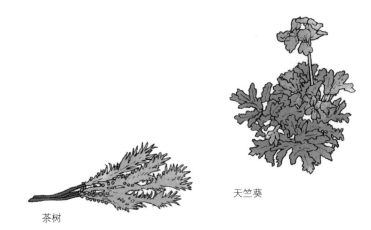

天竺葵

茶树

　　我个人使用一个新配方会先从0.5％精油浓度开始调，确认私密处没有刺激反应，又想加强效果，再提高浓度。有一种说法是把具有消毒杀菌的精油滴在内裤上，不过这样私密处可能会直接触碰到纯精油，所以不建议这样做。

　　生殖系统是区别人类不同性别的首要因素，社会、制度因为性别加诸于个人的责任或者限制，使得个人承受的痛苦也很多，让人对于自己的性别产生抗拒，这样的抗拒，也会反映在各种生殖系统问题中。

　　在与众多使用者接触的经验中，有一类个性比较男性化的女性，这些人对于花香非常抗拒，但又有严重的经前症候群或痛经，这时我会建议她们使用天竺葵精油，它虽然是叶片蒸馏，但却有一丝花香感，像披着中性、男性的外衣，但终归愿意接受自己真实的性别。

　　私密处的感染、瘙痒，有时也不一定是外在细菌导致的，而是内在失衡，如果用遍了杀菌类的植物精油不见效，或许反而可以考虑使用花朵类的植物精油，调成按摩油涂抹心脏外部皮肤，或者饮用纯露。

当子宫孕育了生命之后

怀孕时内分泌会与平时有很大不同，怀孕初期可能因为内分泌有巨大变化而产生消化不适，也就是俗称的害喜。这时孕妇可能会考虑胎儿的安全，不使用药物来缓解症状，而芳疗就可以带来温和又直接的帮助。

不管是孕期的哪一个阶段，柑橘类的精油都是孕妇的好朋友，因为它的来源是我们一般生活中频繁接触到的水果，所以就算使用精油，对于身体来说也不会产生太大的反应；柑橘类的精油既可以帮助消化，又可以帮助循环，除了前期因内分泌不稳定而产生的妊娠反应，后期因为胎儿变大挤压内脏而产生水肿，这些症状精油也可以有很大的帮助。另外，橙花与香蜂草纯露，对于消化及代谢也有很好的作用，而且很温和，可以在孕期全程使用。

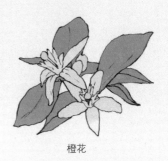

橙花

怀孕时使用芳疗，最重要的就是要注意剂量，如果用纯露喷洒脸部护肤，因为可吸收的芳香分子量非常少，所以不用担心；面油请避开会影响内分泌的精油，或使用纯植物油，还是会有很好的护肤效果；如果要调配按摩油，建议精油浓度在3％以下为佳，因为在怀孕时，身体的敏感度会比往常更高，所以小剂量就可以达到作用，太高的剂量也怕会影响到胎儿的发育。

　　有一些精油可以帮助产程顺利，如茉莉、玫瑰、依兰这种花朵类的精油，还有姜、丁香、肉桂精油，这些强化循环的精油都可以搭配使用。但使用前，务必先和主治医师沟通确认，并非所有医生都能够接受在产程中使用这类精油。

　　产后可以用岩玫瑰、薰衣草纯露清洗伤口，帮助愈合。面对刚出生的新生命，害怕人工合成化学物质对其造成伤害的话，芳疗是很好的选择。在洗澡水中加入10毫升罗马洋甘菊、橙花或薰衣草纯露，可以让婴儿更加安稳的适应这个世界。

　　如果新生儿皮肤出现一些红疹，罗马洋甘菊纯露搭配金盏花浸泡油就是效果很强大的配方，先喷洒纯露，趁水滴还在皮肤上时，涂抹适量金盏花浸泡油，通常红肿痒的症状会很快消失。由于婴儿的代谢器官尚在发育，如果要使用芳疗，纯露、熏香是比较适合的方式。建议两岁以前，尽量不要使用精油调成按摩油涂抹肌肤，以免造成代谢上的不良影响。

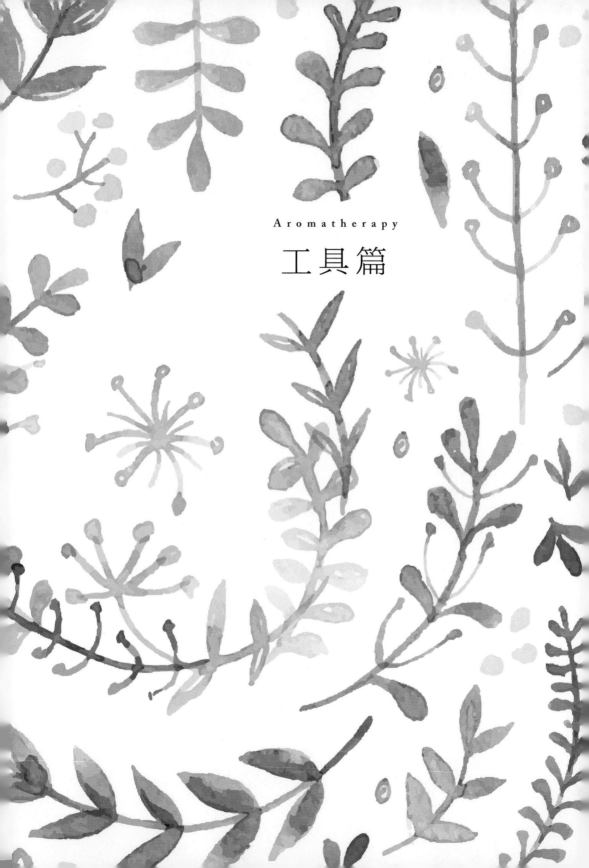

Aromatherapy

工具篇

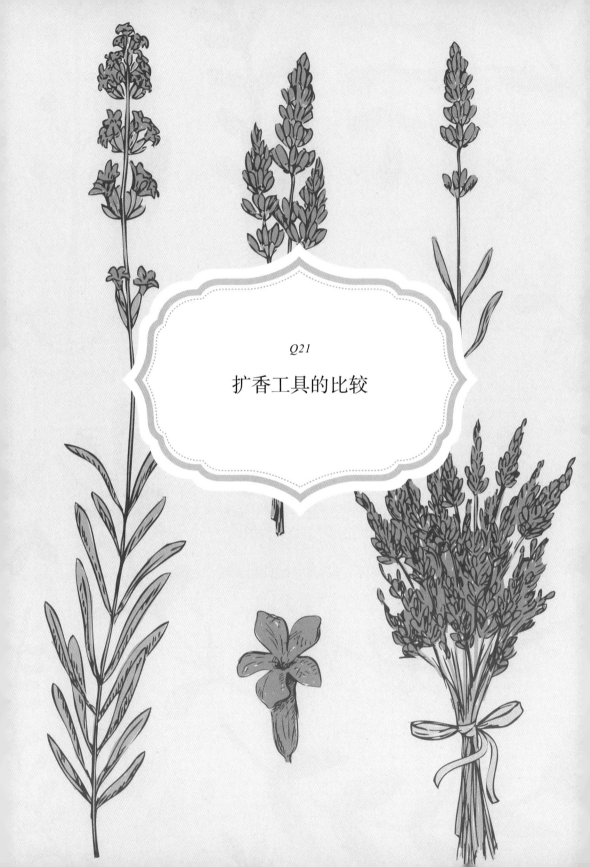

扩香工具的比较

熏香是芳香疗法中很重要的一种应用方式，也可以说是芳香疗法的特色之一。市面上有很多种扩香工具可以达到熏香作用，然而每一种工具特点并不相同，适合使用的空间条件也不相同，在购买之前先了解不同产品的差异，这样使用起来自然得心应手，而常见的扩香工具大概有3种类型：自然挥发、加热扩香以及雾化扩散。

常见扩香工具 1：自然挥发型的陶珠、扩香竹

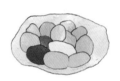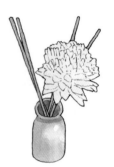

自然挥发型如陶珠、扩香竹，特点是造型多变，可依空间风格挑选适合的产品装饰搭配，由于使用起来简单，在大商场也可以看到类似的产品，因此是很多人接触香气的第一个伙伴。不过要注意的是，精油本身虽然是挥发性物质，可以通过物体吸附精油后慢慢挥发到空气中使人闻到香味，但精油本身的留香度[①]并不高，若要以精油自然挥发的方式让整个空间充满香气，是比较难的。

一般市售的自然挥发的扩香产品，大多为气味持续性更久的人工香精，或部分精油搭配特定的表面活性剂以控制挥发速率。但如果使用人工香精，那就和芳香疗法的使用目的相违背了，在购买时要谨慎挑选[②]。

注 | ① 留香度是指芳香分子在空气延续的能力，小分子（柑橘类精油大多为小分子）留香度低，大分子（如檀香、苦橙叶、岩兰草等精油）留香度高。
② 有些植物本身并没有精油，或者生产精油的程序过于繁复，但是在实验室中就可以通过简单人工合成的方式仿制出近似的气味，如苹果、芒果、白茶等香精。因此如果在产品成分中看到标示为这类植物的"精油"，可以合理怀疑是由人工香精制成。

然而，自然挥发这种使用方式比较适合小范围扩香，如汽车内或小型的洗手间。另外还有各种样式的精油项链，也是通过自然挥发的方式让香气可以随身携带，不过气味范围小，只有近身时才会闻到淡淡香气。适合自己需要闻香，但又不希望干扰他人嗅觉的时候使用。

常见扩香工具 2：加热扩香型的蜡烛、灯泡、扩香石

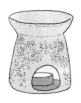
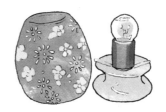

加热扩香型大致有3种工具：蜡烛、灯泡及使用插电恒温加热的扩香石。这种扩香方式是利用精油遇热会加速挥发的特性，使得短时间内空气中有足够多的芳香分子，让我们进入空间时会闻到香气，扩香效果比自然挥发要好。

不过，要考虑的是，精油遇热的同时可能气味上也会产生一些变化，如甜橙精油，刚开始扩香时觉得气味清新可爱，但在扩香半小时之后，可能从新鲜果实变成烤橘子的气味。若是对香气比较讲究的使用者，这种方式可能就不太适合。

此外，以蜡烛和灯泡加热的方式，通常温度会超过70~80℃，在这种温度下，精油还没挥发完就已经"烧焦"，因此需要加水使用，以降低精油接触的温度。不过要注意的是，使用这种扩香方式时，一来精油遇热可能会有气味上的变化，二来遇水也会有水解变质的可能，这两个条件加在一起，会使扩香的效果和我们直接嗅闻精油的香气有所差异。

与蜡烛和灯泡的加热相比，扩香石是更为安全的选择。它通过插电让金属片恒温加热，不用担心烛火是否有危险，也不会有过热的疑虑，就算一时忘记关也不会产生很大的影响[2]，清洁上也很方便，由于使用陶瓷材质，只要使用酒精[3]擦拭即可。扩香石盘面上还可以摆放粗盐粒[4]，把精油滴在盐粒上吸收后再遇热挥发，如此一来能降低精油的接触温度，也能让挥发速度慢一些，香味更持久；要清洁时只需更换盐粒即可，不用以酒精擦拭。盐粒还可以倒入泡脚水或泡澡水中，当成芳香浴盐使用。

目前市面上的扩香石有浅盘和深盘之分，两者除了扩香盘面深浅不同外，就是加热温度的差异。浅盘扩香石的加热温度大多在50～60℃的温度，精油可以直接滴在盘面上，或如前面提到加上盐粒的使用方式[5]；深盘扩香石的加热温度70～80℃，会如此设计是因为这种扩香石常被拿来加热按摩油，这样涂抹身体时会有温热的感觉。但也因为温度设定较高，所以如果要用来精油扩香，就要和蜡烛或灯泡加热的方式一样，加水或加粗盐粒使用，避免精油烧焦。

过去扩香石大多一体成型，不过最近也看到扩香盘与加热部位分离的款式，这样用来加热按摩油更方便，不用拿着一整台扩香石，涂抹按摩油时比较轻松。要清洁盘面时，直接清洗扩香盘，不用担心电线遇水的问题。

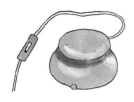

注 ｜ ② 我个人的使用经验是除非离家好几天才会关掉扩香石，若以左图中的扩香石为例，并不费电。
③ 药店能买到的医用酒精都可以使用。
④ 如玫瑰盐、海盐等颗粒较大的盐粒结晶。一般食盐由于颗粒较小，清理上不方便，所以并不推荐。
⑤ 我有时也会在浅盘扩香石上加入一些纯露搭配精油扩香，如玫瑰、橙花这类萃油率低的植物，由于纯露中有些许植物的芳香分子，因此在加热挥发后，还是会有香气，是在考虑成本又希望有花朵类香气的替代方案。

虽然扩香石对于精油气味会有一些影响，但因为使用方便，只要将精油滴在盘面上即可，所以许多刚接触芳疗的使用者都会选择扩香石当成扩香的好伙伴。一般来说4～5滴的精油就可以供13平方米左右的空间扩香。由于每个人对于气味的感受不同，若还是觉得气味不够浓，多加几滴精油也可以。

超过13平方米的空间，可能只有扩香石所在的区域附近会有足够的气味，如果空气流动强，香气的范围会更广一些。使用者常有疑，这样使用香味可以持续多久？这主要是看精油的种类，前面提到，小分子挥发速度快，大概30分钟就挥发完了，大分子挥发速度慢，可能第二天还有气味。所以，通常我们会把不同精油调和在一起扩香使用[6]，使得整体的气味持续性更好。

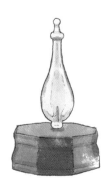

常见扩香工具3：雾化扩散型的香薰机与扩香仪

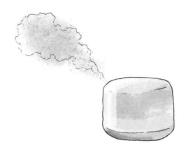

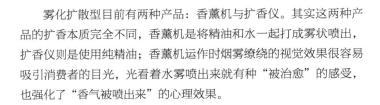

雾化扩散型目前有两种产品：香薰机与扩香仪。其实这两种产品的扩香本质完全不同，香薰机是将精油和水一起打成雾状喷出，扩香仪则是使用纯精油；香薰机运作时烟雾缭绕的视觉效果很容易吸引消费者的目光，光看着水雾喷出来就有种"被治愈"的感受，也强化了"香气被喷出来"的心理效果。

注 | ⑥ 关于调和精油气味的介绍，请参考P.41。

如前所述，精油遇到水会产生水解变质的情况，而香薰机把精油与水一起打成雾有乳化作用，更容易造成气味上的变化。尤其像柑橘类的精油，遇到水可能会出现"果实发霉"的气味；第二，如果是密度比水大的精油（如岩兰草、安息香等），使用时会沉在底部，难以扩香；第三，扩香时的雾其实大部分为水蒸气，芳香分子占少数，扩香效果可能反而不如扩香石好。

芳香疗法一开始是从欧美地区流行起来，这些地区大部分为温带或是地中海型气候，空气较为干燥，因此，原本就有使用加湿器的习惯。香薰机算是加湿器的改良版，因为有水蒸气扩散出来，所以会提升空间的潮湿度，兼顾加湿与扩香的效果。香薰机特别适合医院、诊所、办公大楼等中央空调长年运作的地方。空调会降低空气湿度，当太干燥时，不仅是呼吸道，连眼睛都会有干涩的感觉。

扩香仪是目前扩香效果最好的扩香工具了，利用伯努利定律[7]，直接把精油打成烟雾状喷出，让空气中快速布满大量的芳香分子，扩香范围大，而且不会造成气味上的改变。不过依款式设计不同，工作时的声音大小也不一。以图示扩香仪为例，最小的气流速度运行下大概是6分贝的声音；但以另一种被称为摩卡香氛机的款式来说，由于马达直接喷气，运行声音就会比较大。对于听觉比较使用者，可以使用定时功能，在睡前先扩香，就寝时关闭，空间依然能有浓郁的香味。

此外，我其实并不建议在睡觉时使用扩香仪这类的扩香工具，因为它的扩香效果太好，对于正在休息的身体反而会有嗅觉上的压力。

大多数人对于扩香仪的清洁常有很麻烦的印象，其实扩香仪只

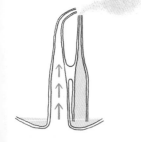

注｜　⑦　速度较快的气流，压力较小。以图示扩香仪为例，弯管喷出速度较快的气流通过直管，让直管上方的气压变小，瓶身其他部分的气压较大，所以会推挤精油通过细小管孔，变成烟雾状喷出来。

需要4~6个月用酒精保养一次即可，操作也很简单，将倒入酒精瓶身再倒掉，重复两次即可。

如果要更换精油，把气流转到最大，让瓶中残余的精油被打光，再加入新的精油即可，不会有气味的干扰。如果是对气味比较讲究的朋友，在滴入不同气味的精油前，可以先加入一点酒精后打开机器运行，将酒精喷出，清洁瓶身与管子，然后再滴精油。摩卡香氛机则几乎不用清洁，但要注意机身不可倒置，以免精油直接通过管孔流出。

每种扩香工具都有其特色，主要依使用者的用途来挑选，若希望客厅满室生香但却买了陶珠，可能就不太适合；可若是想在洗手间增添香气并用摆件装饰，增加生活情趣，那么不同形状的陶器就会是不错的选择；希望追求细致的扩香效果，却买了需要加水使用的扩香工具，那么使用之后可能会大失所望。

了解各个工具的特点，并依自己的需求来挑选，就能找到最佳的香气伴侣。

扩香工具比较表

	自然挥发	扩香石	扩香仪	香薰机
应用空间范围	3 平方米左右	13 平方米左右	30 ~ 40 平方米	16 ~ 20 平方米
使用精油量	约 3 毫升	一次约 5 ~ 10 滴	10 ~ 15 滴供 90 分钟运转	4 ~ 5 滴精油或 30 毫升纯露
特点	• 造型多变 • 扩香效率较差	• 操作简单 • 气味可能有变化	• 扩香效果好 • 产品单价较高	• 视觉效果好 • 气味变化 • 增加湿度

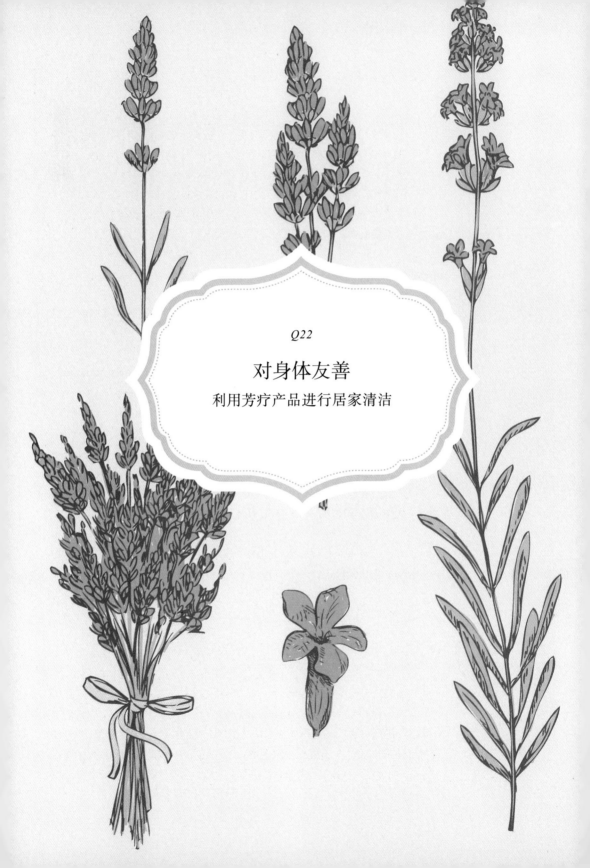

对身体友善

利用芳疗产品进行居家清洁

　　市面上销售的清洁剂都会添加一些香精来掩盖人工化学清洁剂的味道。但相信现在大家已经知道，大部分产品的香气来源其实是人工合成香精。如果接触芳疗一段时间，也许对于香味会更加敏感，其实可以不用和这些人工合成香精妥协。我们可以尝试将清洁用品慢慢更换成自制的清洁用品，还可以自行搭配喜欢的香味，用最自然的方式维持环境清洁，对地球友善，也是对自己的身体友善。

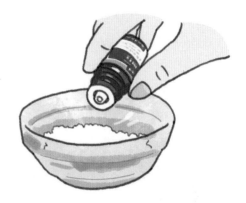

以温和自然的方式打扫自己的家

　　一般居家打扫大概可以分成两类：水垢和油污。水垢使用酸性的柠檬酸就可以处理干净，如梳理台、热水瓶、洗衣槽、浴室玻璃的水垢等；油污则使用碱性的小苏打粉，如厨房中很久才会清理一次的油网、衣服上混合汗渍与皮脂的发黄部位，如果处理发霉的情况，如浴室瓷砖缝中的污垢，使用小苏打粉末来刷洗效果也非常好。

　　在这些清洁粉末之中可以适量加入精油，一方面加强杀菌效果，另一方面也可以享受精油香气。把柠檬酸和小苏打粉混合在一起，加上水，因为酸碱中和就会出现泡沫还会发热，沐浴球就是利用这样的原理制作出来的。将小苏打粉：淀粉（通常可用玉米淀粉）：柠檬酸以2∶1∶1的比例混合在一起，过筛，把喜欢的精油加入植物油中，再适量加入粉末中搅拌均匀，增加粉末的聚合性。最后，洒一些水，将粉末移至模具中压紧成型，要加入多少水需视气候潮湿程度还有粉末的状态而定，只能靠经验慢慢尝试。

如果常使用按摩油的朋友，可能会对于寝具、家居服、睡衣出现的油脂酸败味感到困扰。遇到这种情况，除了按摩油的基底油可改为比较稳定不容易产生酸败味的荷荷芭油、甜杏仁油、橄榄油等，在清洁衣物时，可以先用小苏打粉加水泡一整天，之后再用一般的清洁用品洗净。如果还是不能彻底除味，可能就要用洗洁精等专门清洗油污的产品，浸泡一整天，再进行一般的清洁程序。

在洗衣服的时候，可以将纯露加入洗衣液中，或将精油加入洗衣粉或者洗衣液中，增强消毒杀菌的作用。也有实验发现，尘螨对于澳洲尤加利的气味比较排斥，因此如果有尘螨困扰的朋友，可以考虑把它列入居家清洁必备的精油。

其他如薰衣草、柠檬、大西洋雪松、迷迭香、玫瑰草等精油，都是很不错的气味选择。因为清洁精油用量较大，气味最后呈现出来也比较淡，所以如果不小心买到气味很不喜欢的精油，把它拿来在清洁时使用，是一箭双雕的作法。

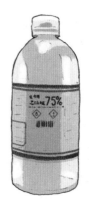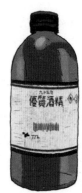

酒精的妙用

另外一种很好用的清洁用品就是酒精了！酒精具高挥发性，可以把某些脏污快速带走，而且如75％的医用酒精，能够进入细菌细胞，破坏细胞核，真正起到杀菌的作用；90％的酒精因为脱水效果太强，所以反而是瞬间让细菌的细胞膜干燥，并不会真的杀死细菌。等到环境湿度恢复正常，细菌又起死回生了。因此，我们可以依需求来挑选使用的酒精浓度，如果想达到消毒杀菌的效果，75％的浓度是比较适合的选择；但若是希望加速水分挥发，90％的浓度就比较适合。

所以，如果想清洁扩香仪的玻璃瓶或按摩油瓶以重复使用，用90％的酒精会比较好，因为不是要消毒杀菌，而是利用其高挥发的特性；但如果要当免洗洗手液用或者马桶坐垫清洁剂，这时候用75％的酒精比较适合了，在此用途下，如果能加入一些精油，其实除了提升消毒杀菌的效果，还可以增加香气，一举两得。这种酒精喷雾中的精油浓度并不用太高，因为酒精本身挥发性很好，可以帮助气味扩散，通常50毫升酒精大概加20滴精油，也就是大概2％的浓度就已经足够。当然，如果希望气味再浓一点，可以提高精油浓度。

这种酒精喷雾的应用很广，如把蚊虫比较怕的精油加入酒精之中，就成为驱蚊喷雾了。最出名的大概就是柠檬尤加利与柠檬香茅了，它们的香茅醛含量高（比香茅还高），驱蚊效果突出，许多市售的驱蚊液中都可以看到它们的踪影，但香味也比较重，为了调和会味通常我会再加入穗花薰衣草（它的樟脑成分比较多）、天竺葵（花市中常看到的防蚊树其实就是它的亲戚）、迷迭香、胡椒薄荷、绿花白千层等精油，让香气有层次。

注意，这种酒精喷雾通常并不是直接喷在肌肤上，而是喷洒于身体外侧或者空中。但如果对酒精有顾虑，也可以考虑一半水（或者纯露更好，带有植物香气）、一半酒精的比例，只是因为精油并不溶于水，因此这样做出来的溶液会有混浊的现象。也可以在调配好之后放入冰箱约8小时，利用低温稳定精油与酒精还有水的结合，不会出现油水分离的现象。

精油加酒精也是很好的净化喷雾，搬入一个新空间或者觉得需要净化环境的时候，用喷雾喷洒空间，可以考虑柠檬、甜橙、茶树、澳洲尤加利、薰衣草、胡椒薄荷精油；而关于无形的层次，净化效果最强的，个人首推高地杜松精油，加上扎根能力强的岩兰草精油，净化的同时又能稳定情绪。薰衣草在这方面也有很好的帮助，另外如艾草、鼠尾草、雪松等精油都是不错的选择。

个人清洁的芳疗好伙伴——手工皂

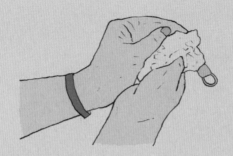

前面提到的是居家环境的清洁，关于个人清洁，我建议使用手工皂。手工皂的制作原理很单纯，油脂遇到碱性物质会产生化学反应，变成具清洁力的皂碱以及有滋润保湿效果的甘油。

品质良好的手工皂使用富含营养的植物油在低温下制作而成，除了皂碱与甘油以外，它保留了众多植物油中非皂化的营养成分，让我们在洗净身体的同时能够缓和皂碱可能带来的刺激。皂碱并不可怕，我们的肌肤在正常状态下是弱酸性的，使用弱碱性的清洁用品反而能让整个清洁过程在中性的环境下完成。这样纯粹的清洁用品不会造成肌肤过多的负担。

一般市售的香皂在生产过程中是用高温以及高碱制成，高温已经让植物油产生变质，甚至，使用的植物油原料本身就没有什么营养成分，而且还会把皂化过程中自然产出的甘油抽取出来另外使用，如提供给工厂制作护肤品等。

肥皂失去了原本会有的甘油，又几乎没有非皂化物质，长期使用下来，如果不注意肌肤保养，皮肤很容易因为清洁过度而出现各种问题。至于沐浴乳中的表面活性剂种类有很多，有些可能对皮肤有比较大的刺激性，而有一些表面活性剂制造出来的泡沫难消除，排放后可能会造成环境富营养化。

或者，为了达到洗完澡时的润滑感，有些沐浴乳中会再添加一些硅灵类的成分，填补肌肤最外层的角质空隙，让使用者在洗完澡后有皮肤变好的感觉。另外还有一种弱酸性的表面活性剂，与肌肤酸碱度接近，不易造成刺激，但由于清洁力温和，又可能导致清洁不足。这些都会让皮肤的状态越来越差。

虽然清洁肌肤的时间只有短短几分钟，但有许多人的皮肤问题仅仅是因为长期用错清洁用品造成的。改用手工皂之后，肌肤可能变得稳定，但不代表它是一种护肤品，因为其成分并不会透过皮肤细胞间隙渗透到肌肤中。

现在手工皂的供应商越来越多，商品诉求也越来越多元，在挑选手工皂时要特别留意：使用的原料、制作过程、商品诉求是否合理。由于不是护肤品，如果商家承诺可以让肌肤白皙，那是不太合理的。但如果配方设计让清洁力较强，所以能减缓肌肤出油甚至祛痘，这是有可能的。当然，皂中添加的如果是精油而非香精，在清洁过程中，因为存在着天然香气，也会有调理情绪的作用。

不管是用油卸妆、油浴还是洗油头之后，用手工皂清洁，会让皮肤恢复到当下最好的状态，这就归功于手工皂本身平衡肌肤的特性：皂碱＋甘油＋珍贵的脂肪伴随物质。不过我常遇到有人反映手工皂清洁力不够，可能是挑选的肥皂原本就比较温和，但大多数原因是洗完油浴油头后，清洁的次数不够。

由于这时皮肤表层与平时相比多出了很多油脂，因此清洁次数要多2～3次，以皮肤感受到的干净程度为标准。如果洗完油浴、油头，用日常的清洁用品洗澡洗头还是一次就洗干净，那么可以再确认一下产品的成分，看是否含有比较刺激的表面活性剂，连大量的油脂都可以一次洗净，这在日常清洁时对肌肤就会造成很大伤害了。

如果发现常用的洗发用品会使头发太过顺滑，那么里面可能添加了硅灵的成分，让毛鳞片在洗头过程中没有机会完全打开洗净。这种洗发用品在洗油头后很难将多余油脂清洁干净，但可能还是让人有顺滑的错觉，那只是油脂被硅灵包覆在发丝外面而已。

使用手工皂洗头，在第一次润湿头发后可能很难起很多泡沫，没有关系，确认每一个区域都搓揉到后就可以先冲掉，再洗第二次，这时泡沫应该就会更多一些。通常我洗到第三次才会有完全洗干净的感觉，不过也要看挑选的手工皂清洁力与起泡力，还有水质的影响。

由于手工皂是由植物油制成，因此若水中矿物质含量较多（也就是俗称的硬水），在洗头时，可能会有越洗越干涩的感觉。这是因为在用手工皂洗头时，头发的毛鳞片会因为湿润及碱性的环境而完全打开，这让我们可以更全面清洁头发，但手工皂中还会有部分的脂肪酸，当脂肪酸遇到硬水时，会形成皂垢卡在已经打开的毛鳞片中，造成毛鳞片闭合不规则，而有干涩的感觉。这种情况只要用柠檬酸就可以解决。

首先，确定已经将头发上的肥皂冲洗干净，通常我会在已经没有泡沫的情况下再多冲五六次，然后将溶解柠檬酸的水（比例大概是 1 升水兑 2.5 毫升柠檬酸）分区淋在头发上，确保发丝全部浸润，然后再用清水冲洗，就会发现头发呈现正常清洁后的干涩程度。只要再吹干，让毛鳞片完全闭合，就会回到柔顺的状态！

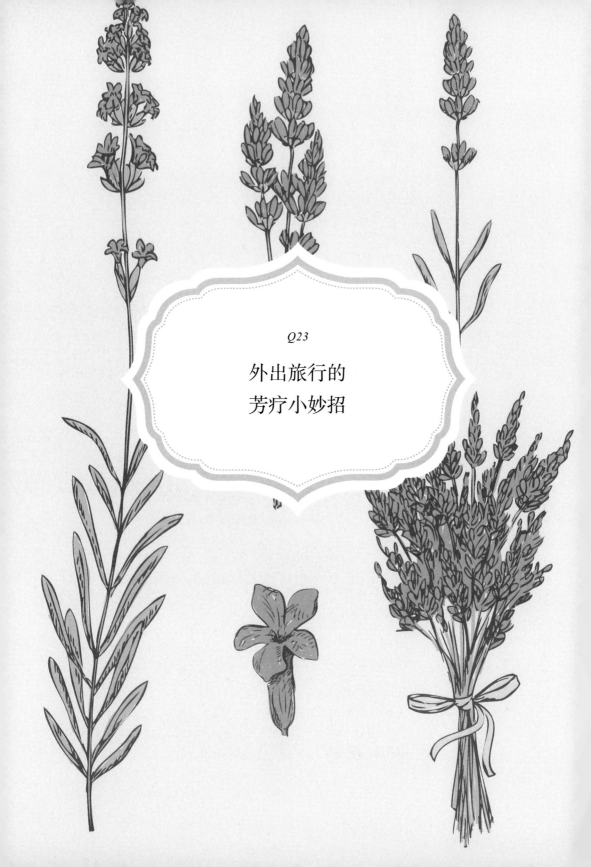

Q23

外出旅行的
芳疗小妙招

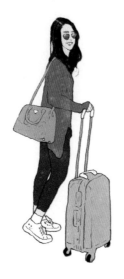

在家时瓶瓶罐罐可以很方便随时取用，可是如果要出门旅行，行李箱空间有限，要带哪些东西一起出门实在太难选择。首先还是要回归自己的需求，再以需求去挑选、调配使用度最高的产品。

如果是户外活动多的旅程，那么防蚊虫、缓解肌肉酸痛的产品一定要带，这时候就可以挑选柠檬尤加利、柠檬香茅精油，这两种植物精油既能驱蚊虫又能缓解肌肉酸痛；如果路途遥远，依自己的情况，可能需要准备缓解晕车的用品，以及帮助下半身循环的按摩油，来解除久坐造成的肿胀感。

这些产品在搭乘长途飞机时也适用，另外因为长期在密闭空间里，如果有很强的焦虑感，可以调配一些帮助自己呼吸更深沉的复方精油闻香或用按摩油涂抹颈部，气味最好不要太过尖锐精油（如迷迭香、尤加利、绿花白千层等精油），而要选摩洛哥蓝艾菊、土木香、香桃木、欧洲冷杉、黑云杉、乳香、没药等气味比较持平、沉稳的精油。

值得注意的是，由于在机舱中，人与人的距离非常近，如果身边的乘客对于气味比较敏感，那么我们个人的享受可能就会变成他人的痛苦，因此建议如果要用按摩油，可以到厕所涂抹在衣物会遮蔽到的身体部位，避免气味扩散影响到他人。

由于超规物品不能随身带上飞机，因此，如果要带大容量的产品，就一定要放在行李中托运。我通常会用塑胶袋先把瓶罐装起来，然后再用衣服包起来当作缓冲物。记得，瓶盖一定要转紧！

抵达目的地后的舒缓芳疗

抵达目的地之后，可能会有时差的问题，果实类还有根茎类的精油可以帮助我们调节时差造成的不适。果实生长过程会将光能转化，而根茎类的精油也可以帮我们适应黑夜。最棒的是，这两者通常也都有帮助我们下半身循环的作用，所以非常符合"应用度高"的特点。

舟车劳顿后，肚子该饿了吧？在新环境也许吃食不见得那么合自己口味，或者餐餐都大鱼大肉，造成消化上的负担。可以用果实类与香料类的精油调成按摩油，涂抹肚子（果实类精油在旅游时真的非常好用）。

接下来就是住宿环境了，营造一个放松舒适的睡眠环境有助于我们更快适应新的环境。有时候现实的住宿条件跟想象中的可能落差有些大，这时候，就可以用净化喷雾喷洒空间，帮助空间恢复到比较宜人的状态。

如果是住青年旅舍等上下铺、半开放式的酒店，那就把喷雾喷洒在自己身体外围，保护自己。高地杜松＋岩兰草精油的组合，可以说是不可或缺的配方，如果没有高地杜松精油，杜松枝精油或许可以考虑，杜松浆果精油可能有点太温和。岩兰草突出的扎根能力可以帮助我们巩固气场，也能维持已清理好的环境稳定。

除此之外，我可能还会加上薰衣草、乳香、月桂精油。薰衣草精油本身也有净化的能力，而且，它除了无法提振精神以外，几乎没有不能处理的情况，其高应用度也是很值得携带的一款单方精油；乳香精油本身气味轻盈细致，也能够安定心神、缓解焦虑；月桂精油清新的气味可以让心情为之一亮，为空间重新注入活力。

　　如果以50毫升的喷雾来说，一般加5滴就有足够的气味，但人面对未知会下意识想准备较多东西，所以我通常会加到20滴。以上述精油制作喷雾，我会加4滴岩兰草精油、3滴乳香精油、8滴高地杜松精油、2滴月桂精油、5滴薰衣草精油。

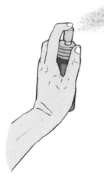

　　出门在外也还是要保养肌肤，不过护肤品的种类要依旅行地的气候来调整。如果计划去热带，纯露可以加入一点控油的配方，基底油也加入一些质地比较清爽的植物油；如果是比较冷的地区，那么纯露准备的量需要更多一点，基底油也可加入更为滋养的植物油，如橄榄油、牛油果油、小麦胚芽油。

　　如果冬天要去纬度比较高的地方，如北欧、俄罗斯等，那么建议携带一罐纯油膏涂抹在脸部，防止脸部肌肤冻伤，另一方面也有一点保暖的作用。油膏制作可用乳油木果脂（又称雪亚脂）、可可脂等硬脂类植物油脂，加上常温呈液态的植物油（又称软油）以1∶3的比例混在一起，如果想要持久度再高一些，可以加入蜂蜡[①]。

　　蜂蜡∶硬油∶软油的比例是1∶1∶4。硬脂油、蜂蜡需要先隔水加热才能融化成液态，再把软油倒进去一起搅拌，放凉后就会形成固态。如果材料中有乳油木果脂，在成品冷却后可能会出现鱼

注｜　① 乳油木果脂、可可脂还有蜂蜡也分为精炼与未精炼的，因为要用于护肤，所以建议挑选未精炼的产品，虽然气味可能会重一些，但能帮助护肤的营养成分含量也比较高。

卵状颗粒，那是没有完全融合的乳油木果脂，可以正常使用，不用担心。

另外，有许多人反映带纯露、精油出国，或从国外带回来时，气味会变得很奇怪。这个变化目前还没有找到科学上的解释。如果遇到这样的状况，可以尝试将薰衣草、岩兰草精油摆在变味的精油旁边，帮助它们恢复稳定，假如手边有一些矿石，也可以这样摆放，通常一星期内精油气味就会稳定了，不用太担心。

个人旅游芳疗包

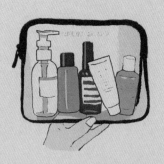

　　在携带空间与应用度两方面考虑下，如果是两星期内的旅行，我会带一瓶100毫升的纯露当化妆水，一瓶15毫升以下的按摩油瓶装面油，两瓶50毫升的按摩油瓶装按摩油（一瓶按摩油是提振精神的，在白天应用，另外一瓶按摩油是帮助放松的，晚上睡前使用），一瓶50毫升的喷雾瓶装净化喷雾，还有一瓶薰衣草精油。

　　举例来说，多年前的夏天我去加拿大旅游时，其中一瓶按摩油中有葡萄柚、柠檬香茅、大西洋雪松、岩兰草精油。这一瓶既可以帮助调时差，又可以缓解肌肉酸痛，还能加强下半身循环；如果真的出现消化不良，因为有葡萄柚与柠檬香茅精油，也可以涂抹在腹部给予帮助。这瓶按摩油我在日本转机时拿出来涂抹小腿，原本是因为腿水肿想帮助水分代谢，结果一上飞机竟然一路熟睡。结果到了加拿大后，虽然有12小时的时差，但我的精神状态非常好。

　　另外一瓶按摩油则有薰衣草、天竺葵、苦橙叶、乳香精油，一方面可以助眠，另一方面如果出现一些呼吸道问题或感冒，薰衣草、乳香精油可以帮助抗炎与消除黏液，薰衣草与苦橙叶精油能抗痉挛，天竺葵精油也有杀菌的作用。如果现在让我调整配方的话，可能还会加入侧柏醇百里香精油，它有全面的杀菌效果又不会太过提振精神，让配方更加周全。

　　我个人非常建议出门在外一定要准备一瓶净化喷雾，用来净化酒店等住宿环境，拿来清洁马桶坐垫也是很好用的小帮手！

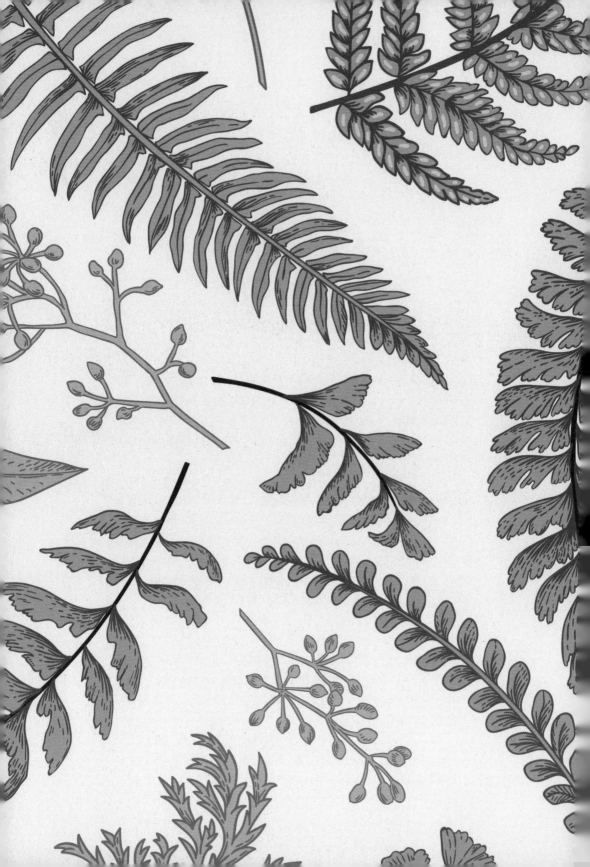

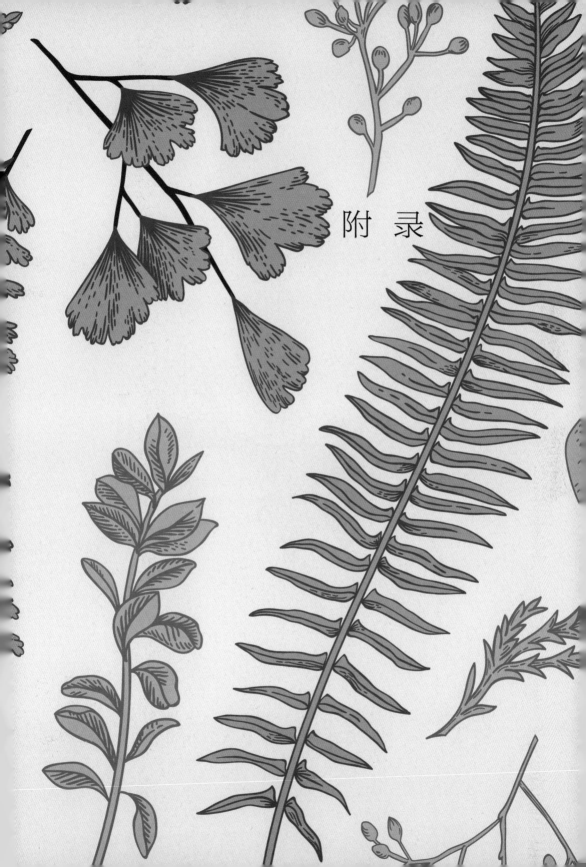

附 录

常见精油简介

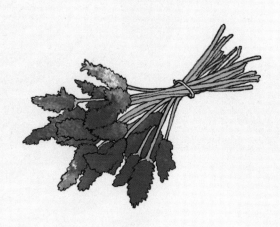

名称	气味调性	简介
果实类		
佛手柑 *Citrus bergamia*	前调	轻盈优雅的气味,让人心神舒朗,也能助眠、帮助消化。使用在皮肤上可以帮助控制油脂分泌。但有光敏性,需注意使用剂量并在夜间使用,或者挑选处理过的"无光敏"精油。熏香则没有光敏性的影响。
柠檬 *Citrus x limon*	前调	清新爽朗的味道闻后使人眼前一亮,能集中注意力、帮助消化,是办公室生活的良伴。可加强肝脏代谢功能,排出身体废物,因而有使肌肤透亮的作用。可调成按摩油涂抹肝脏外侧皮肤,热敷10分钟,加强吸收。有光敏性,涂抹肌肤需注意浓度并避免阳光照射。
甜橙 *Citrus sinensis*	前调	甜美饱满的果香,闻后嘴角总会不自觉上扬。让人放下心中复杂的思虑,回到孩童天真开朗的心情,也可帮助消化。是一款气味接受度很高的精油,很适合营业空间扩香。
葡萄柚 *Citrus paradisii*	前调	酸甜交错的轻盈气味,化解停滞的低落心情,帮助消化、集中注意力,更在帮助体液流动代谢方面有突出的表现。常用于雕塑身材曲线的配方中。
草药类		
纯正薰衣草 *Lavandula angustifolia*	中调	芳疗中使用最广泛的是纯正薰衣草,可帮助放松、助眠、帮助修护皮肤、抗菌等,功能多元,除了无法提振精神外,其余问题都能派上用场。如果刚接触芳疗但不知道要买什么时,纯正薰衣草是不可错过的选择。还有更多不同薰衣草的介绍,请参考 P.57。
甜马郁兰 *Origanum majorana*	中调	轻柔的叶片味,带有一点甜味,像温柔的大姐姐一样。是平衡自主神经、帮助睡眠的良伴。可扩张微血管,因而有镇痛的作用。
艾草 *Artemisia herba-alba*	中调	和端午节看到的艾草并不相同,但也有净化空间的作用。可处理经期久久不至的情况,由于具神经毒性的酮类成分含量较高,因此在使用上建议浓度不超过 1%。
快乐鼠尾草 *Salvia sclarea*	中调	有点像浓郁的茶叶香。可以放松精神。抗痉挛,又能帮助雌激素分泌,是月经失调导致痛经时按摩油的优先选择。
玫瑰草 *Cymbopogon martinii*	中调	草味,带有一点花香。因为含有牻牛儿醇这种玫瑰精油里很突出的气味来源,因而得名。可以帮助体液循环,用于肌肤可收敛油脂分泌,也有不错的杀菌作用。爽朗的气味可让人放下对于细节的执着和对自己的挑剔。

续表

名称	气味调性	简介
香料类		
罗勒 *Ocimum basilicum*	中调	意大利青酱的主原料之一，可帮助消化、镇痛。感到精神状态低落时可提振精神。不同罗勒的特性请参考 P.53。
柠檬香茅 *Cymbopogon citratus*	前调	泰式料理中常出现的香料，可帮助消化、缓解肌肉酸痛。气味浓烈，可加入酒精中作为喷雾，驱除蚊虫。
薄荷 *Mentha piperita* *Mentha spicata*	前调	清凉的气味让人有茅塞顿开的感觉。帮助消化、提振精神、镇痛、止痒。晕车时涂抹在太阳穴或腹部肌肤，能帮助缓解不适。关于不同薄荷的介绍，请参考 P.60。
迷迭香 *Rosmarinus officinalis*	前调	煎煮肉类时常会用到的香料，可帮助消化，除此之外也能畅通呼吸道。叶片与茎类似神经突触，可增强记忆，常见的迷迭香差异请参考 P.52。
百里香 *Thymus vulgaris*	中调	药味，能增强免疫力，消毒杀菌效果好。植物环境适应力强，因此衍生出不同特性的百里香（请参考 P.52 ~ 53）。能提振精神，给予使用者勇气去尝试心中想做但一直不敢做的事。
山鸡椒 *Litsea cubeba*	前调	又称山胡椒，比黑胡椒多了一点接近柠檬的香气，帮助集中注意力，也可帮助消化。功能类似柠檬尤加利、柠檬香茅，在驱蚊、调配缓解酸痛按摩油时可更换使用，带来新意。
甜茴香 *Foeniculum vulgare*	中调	类似八角的气味，可帮助消化、温暖身体，还可平衡妇科相关内分泌，促进乳汁分泌调至（调成 3% 以下按摩油涂抹乳房，哺乳前以罗马洋甘菊纯露擦拭干净）
月桂 *Laurus nobilis*	前调	明亮轻盈的气味，提神醒脑，帮助串连脑中分散的思路，产生新火花，是创意工作者不可错过的一款精油。用于身体按摩可帮助淋巴循环。
芹菜籽 *Apium graveolens*	中调	熟悉的芹菜味，成分中的呋喃内酯可抑制黑色素形成，因此在淡斑方面有突出效果。可帮助身体代谢效率增加。
胡萝卜籽 *Daucus carota ssp. maximus*	后调	强烈的胡萝卜味，但稀释后可以品味到一丝香甜。帮助肌肤恢复弹性、晒后修护，并能淡化斑点。

续表

名称	气味调性	简介
丁香 *Eugenia caryophyllus*	前调	医院常用的消毒水气味，辛辣中带有一点甜味，可帮助消化、镇痛。消毒杀菌效果强，也容易造成皮肤刺激，涂抹肌肤建议浓度至少在1%以下。较为鲜明的气味能帮助使用者敞开心扉，用于调香也可让气味更有层次。
黑胡椒 *Piper nigrum*	中调	迸裂出的香气，反映在心理方面可帮助我们跳出既有的框架，给予动力去做出不同的尝试。也能改善循环，帮助暖身、消化。
肉桂 *Cinnamomum zeilanicum*	中调	苹果派中的主要气味来源，能帮助消化，促进血液循环，提升体表温度。 杀菌效果也很突出，对于肌肤易造成刺激，涂抹肌肤建议浓度至少在1%以下。温暖的气味为生命的寒冬带来滋养。不同萃取部位的精油差异请参考 P.67。
姜 *Zingiber officinale*	后调	与在菜肴中吃到的姜味可能有点不同，味道更温和一些。调成按摩油涂抹肌肤可帮助血液循环，缓解肌肉酸痛和关节炎，当然也能帮助消化。如果容易手脚冰冷，除了涂抹在手脚，还能涂抹在下腹部，加速全血液身循环。

	根部类	
岩兰草 *Vetiveria zizanoides*	后调	深沉的泥土味，也有人说像饼干的味道。根部能向地下生长2米（约一层楼的高度），用于肌肤保养可加强皮肤细胞锁水的能力，使肌肤紧致有弹性。也能帮助放松、入睡。特别能巩固气场，稳定情绪。

续表

名称	气味调性	简介
树木类		
冬青白珠树 *Gaultheria fragrantissima*	前调	含有大量的水杨酸甲酯，其中水杨酸就是各种止痛膏药的气味来源，冬青白珠树对于缓解肌肉酸痛及关节炎有很好的帮助。涂抹在肌肤上会带来清凉感，并轻微溶解角质，如果有角质增生的情况可稀释至 2% 左右涂抹，以帮助角质代谢。
花梨木 *Aniba parviflora*	中调	淡雅的木质调带有一丝花香，是气味搭配度很高的一款精油。可以纾缓情绪紧绷，进而放松助眠。用于肌肤可平衡油脂分泌。
杜松 *Juniperus communis*	中调	清冽的树木味，能加速水分代谢，以及纾缓呼吸道。可净化空间与气味。因不同萃取部位而产生的差异，请参考 P.65。
丝柏 *Cupressus sempervirens*	中调	悠长纤细的树木味，可帮助身体代谢水分，刺激雌激素分泌，又有收敛的作用，常用于处理经血过多的情况，也可用于肌肤控油。
黑云杉 *Picea mariana*	中调	带有一点甜味的木香，可促进内分泌平衡，处理压力导致的有经紊乱、痤疮，可考虑加入按摩油中调理身体。
大西洋雪松 *Cedrus atlantica*	后调	刚开瓶可能会觉得有些刺鼻，但置放久了就会有甜美的木质香调。挺拔的树形，帮助我们从情绪泥泞中抽离出来，回归本心。常用于调理头皮油脂分泌，加一滴在洗发水揉搓起泡后洗头即可。也能帮助体液代谢。
檀香 *Santalum austrocaledonicum*	后调	深沉悠长的木质香，具有良好的放松效果。使用在肌肤上可增加皮肤细胞锁水的能力，也有抗菌消炎的作用。气味非常深厚，可能第二天还可以闻到气味。
岩玫瑰 *Cistus ladanifer*	后调	浓厚的胶味，可帮助止血、抗病毒、紧致肌肤。厚实的气味能增强安全感，受到惊吓时可以安抚心神。
叶片类		
香桃木 *Myrtus communis*	中调	修剪完树木后的叶片味，有些清凉感。抗菌，帮助呼吸道顺畅，希腊神话中维纳斯头上戴的桂冠就是由香桃木编织而成，也有养颜的作用。
广藿香 *Pogostemon cablin*	后调	雨后森林中的泥土味，或者图书馆中久置无人翻阅的书卷味。让人回归现实的气味，有人认为广藿香能帮助放松入睡，但也有人因此精神抖擞。也是重要的中药材之一，可帮助身体排湿解热，也可帮助消化、扩张微血管。

续表

名称	气味调性	简介
茶树 *Melaleuca alternifolia*	前调	尖锐的叶片味，可提振精神。常见的杀菌精油，能增强免疫力，缓解感冒初期症状。居家清洁的好帮手，可加入洗衣粉、酒精、拖地水。用于皮肤上能减少油脂分泌，以及缓解因致病菌引起的炎症。
绿花白千层 *Melaleuca viridiflora*	前调	树皮一层一层的被翻开，花朵像试管刷一样炸开的植物。气味尖细，对于呼吸道有很好的帮助，也有助于修护皮肤脱皮。
罗文莎叶 *Cinnamomum camphora ct. cineole*	中调	温和的树叶清香，适用于婴幼儿护理。对于呼吸道有很好的帮助，但又不会过于提振精神，是感冒呼吸不畅时睡前用油的好选择。
尤加利 *Eucalyptus globulus* *Eucalyptus radiata*	前调	辛香但又带有一点甜味，是感冒初期帮助抵抗病毒细菌的好帮手。也有许多研究指出可帮助消除尘螨。较为尖锐的气味帮助通畅通呼吸道。
苦橙叶 *Citrus aurantium*	后调	青草香，尾端略带一丝苦味，温和帮助放松、入睡。使用在肌肤上可收敛油脂分泌。适合协助调理青春期痤疮。
天竺葵 *Pelargonium x asperum*	中调	虽然是从叶片蒸馏出的精油，但有近似花香的气味。这样的双重特性，表现出天竺葵的平衡性：平衡油脂分泌，但也不会让肌肤干燥。平衡妇科相关内分泌，但并不是增加某种特定激素。也可以平衡我们的精神状态，劳累时可助睡眠，但，则反而有提振的作用。
花朵类		
玫瑰 *Rosa alba* *Rosa damascena*	后调	浓郁丰厚的花香，光是闻到气味就让人觉得心花怒放。提升自信、敞开心胸表现自己与接纳他人。用于护肤效果尤为突出，与檀香搭配则为经典的美颜配方。帮助气血循环，使人容光焕发。可平衡妇科相关内分泌，加强生殖系统功能，并有极好的抗菌能力。
茉莉 *Jasminum grandiflora* *Jasminum sambac*	后调	细致的幽香，像安静在图书馆读书的少女一般。有效成分易受温度破坏，因此少有蒸馏精油，多是化学溶剂萃取而成的原精。提升生殖系统机能，并有助产的作用。

续表

名称	气味调性	简介
橙花 *Citrus aurantium*	中调	略带酸味的清新花香，可缓解焦虑、平衡自主神经，适合因压力过大、神经紧张而导致的失眠或消化不良。用于肌肤可帮助控油，可白皙皮肤。
永久花 *Helichrysum italicum*	后调	类似桂圆的气味，烟熏味。因在摘采后仍保持绽放状态而得名。生命力强韧，化瘀效果好，能帮助净化斑点、紧致肌肤。
依兰 *Cananga odorata*	后调	浓烈的香气，使人联想到花露水，它也的确是香水工业重要的香气来源。提升魅力，也可以保健妇科系统。帮助情绪放松，也能缓解疼痛，是缓解月经不适很重要的一款精油。
德国洋甘菊 *Matricaria recutita*	中调	有点苦涩但又有一些清凉的叶片味。因有母菊天蓝烃这种化学成分，所以精油呈现深蓝色，氧化后变成绿色或褐色。也因有这种化学分子，德国洋甘菊能阻断过敏反应的信号，减轻过敏反应，缓解症状。
罗马洋甘菊 *Chamaemelum nobile*	中调	稀释到浓度1%可闻到类似苹果或蜂蜜的甜味，但直接闻则较难体验到这种气味层次。气味上很受小朋友的喜爱，温和的作用也适用于婴幼儿护理。可调理神经与皮肤系统，减轻过敏反应，是过敏体质日常护理的优先选择。
树脂类		
乳香 *Boswellia carterii*	中调	有一点柠檬香的树脂味，能修护皮肤、帮助伤口愈合、抗发炎效果好，还能紧致肌肤，使呼吸悠长。可帮助安定心神。
没药 *Commiphora myrrha*	后调	觉得没有闻到味道的时候，突然冒出一点点中药铺的气味。提醒自己慢下来，培养耐心。抗菌、抗炎症，紧致肌肤，帮助伤口愈合。
安息香 *Styrax tonkinensis*	后调	感冒糖浆或香草冰淇淋的味道，依每个人不同的生活经历，会闻到不同的气味。可消除黏液，帮助心情愉悦、放松。和甜橙、肉桂混合调香，饱满有层次。

附录 2

常见纯露简介

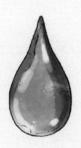

纯露是以水蒸馏植物芳香部位时，水蒸气冷却后，得到的含有植物水溶性芳香分子的水溶液。另外会有一部分不溶于水的液体则被称为精油。纯露含有微量的芳香分子，因此对于身体作用温和，品质良好的纯露常被用于口服保健，依个人喜好的口味浓淡加入水中，能享受到植物芳香的层次，直接饮用则较显酸涩。可直接用于肌肤，取代化妆水喷洒肌肤、湿敷、作为乳液成分等，都有良好的护肤效果。

西洋蓍草 *Achillea millefolium*

帮助消化，消除胀气，净化身心，缓解宠物皮肤发炎也很有帮助。属于容易受到环境中微生物影响的纯露，建议分装使用，原装瓶放冰箱保存。

鼠尾草 *Salvia officinalis*

平衡妇科相关内分泌，消除慢性疲劳。外用可轻微控油。

金缕梅 *Hamamelis virginiana*

带有茶叶的香气，收敛控油，镇定皮肤。是挤完痤疮、粉刺后常用的收敛水。属于容易受到环境中微生物影响的纯露，建议分装使用，原装瓶放冰箱保存。

草药类

纯正薰衣草 *Lavandula angustifolia*

气味和精油不太一样（原因请参考 P.22），但作用一样全面。修护肌肤、镇定、促进皮肤细胞再生，舒缓紧张的情绪。

香蜂草 *Melissa officinalis*

清新爽朗的青草香又带有蜂蜜的香味，是一款气味接受度很高的纯露。帮助消化、解热、缓解焦虑，外用在肌肤可以消退红肿，舒缓湿疹等过敏反应。也是孕妇及婴幼儿可以安心使用的纯露。

柠檬马鞭草 *Lippia citriodora*

提升消化机能，解热，也能平衡自主神经。外用可以镇定肌肤，可当须后水使用。轻微收敛油脂分泌。

圣约翰草 *Hypericum perforatum*

外用可使皮肤白皙，口服则使心情放松（相关禁忌请参考 P.38）。属于容易受到环境中微生物影响的纯露，建议分装使用，原装瓶放冰箱保存。

香料类

迷迭香 *Rosmarinus officinalis*

刺激皮肤细胞再生，消除疤痕，淡化斑点，并有减少油脂分泌的作用。口服能帮助消化、集中注意力、增强免疫力。

薄荷 *Mentha piperita / Mentha spicata*

带有一些凉感，可以止痒、镇定皮肤，并轻微控油。口服有助于消化、解热，并能提振精神，是很适合夏日午后办公室使用的一款纯露。

月桂 *Laurus nobilis*

带有一丝辛辣的叶片香，能帮助理清思路，增强淋巴循环，加强代谢。外用于肌肤可轻微控油。

百里香 *Thymus vulgaris*

增强身体免疫力，在感冒初期口服使用可帮助消除不适症状。也能帮助消化。外用于肌肤可减少油脂分泌。

树木类

杜松 *Juniperus communis*
有助于呼吸系统加强身体水分代谢。喷洒于空间可净化气味。用于肌肤保养可帮助减少油脂分泌。

丝柏 *Cupressus sempervirens*
强化呼吸系统机能，帮助排痰或身体水分代谢。能影响妇科相关内分泌，并有收敛的特性，若经血过多，可考虑口服使用。外用则轻微控油。

岩玫瑰 *Cistus ladaniferus*
乌梅汤的气味。抗皱，止血。口服可帮助抵抗肠病毒，与永久花搭配可调理子宫内膜异位。

叶片类

香桃木 *Myrtus communis*
强化呼吸系统机能，可缓解因感冒或长期抽烟而引起的咳嗽。频繁说话而过度使用喉咙的情况也可以使用它来舒缓。用于肌肤可帮助控油。

天竺葵 *Pelargonium x asperum*
使肌肤细致，平衡油脂的过度分泌，并加强皮肤细胞的锁水能力。口服能平衡妇科相关内分泌，缓解经前症候群。

尤加利 *Eucalyptus globulus*
清甜的叶片香，口服有点像在喝热带水果茶。消毒杀菌，在感冒初期口服使用，可帮助缓解不适症状。

花朵类

玫瑰 *Rosa damascena / Rosa alba / Rosa centifolia*
外用可提升皮肤细胞含水度，使肌肤白皙透亮。可帮助气血循环，使皮肤白里透红。内服能平衡妇科相关内分泌，稳定月经周期。更多玫瑰纯露介绍请参考 P.74。

洋甘菊 *Matricaria recutita / Chamaemelum nobile*
抗过敏的首选，虽然气味较重，但因其强大功效，依然是许多芳疗使用者喜爱的产品。眼睛酸涩或疲劳也可用来湿敷舒缓。开封后易受到环境中微生物影响，建议分装使用，原装瓶放冰箱保存。更多洋甘菊纯露介绍请参考 P.73。

橙花 *Citrus aurantium*
控油，使肌肤白皙。可平衡自主神经，缓解因情绪紧张引起的睡眠障碍及消化问题。与柠檬汁或蜂蜜调成饮品能增添风味。孕妇也可用来缓解妊娠反应或水肿，也适合给婴幼儿使用。

永久花 *Helichrysum italicum*
净化肌肤斑点，消除疤痕，抗皱。活血化瘀，湿敷可消除瘀青，口服则帮助经血量增加，或者释放积累在心的情绪。

茉莉 *Jasminum grandiflora / Jasminum sambac*
增加皮肤细胞含水度，使肌肤白皙明亮。口服能平衡妇科相关内分泌，加强生殖系统机能。易受环境中微生物影响，建议分装使用，原装瓶放冰箱保存。

菩提 *Tilia x vulgaris*
气味类似奶茶，与其他纯露搭配饮用可享受细致的口味变化。安定心神，睡前使用能帮助进入放松状态。外用于肌肤可增加皮肤含水度。属于容易受到环境中微生物影响的纯露，建议分装使用，原装瓶放冰箱保存。

矢车菊 *Centaurea cyanus*
像烤红薯焦糖化的气味，也有人说像是黑巧克力。主要用于湿敷以纾缓眼睛疲劳，外用消炎。

常见植物油简介

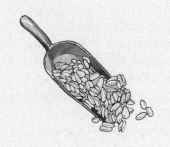

1. 植物油

富含脂肪酸及各种脂肪伴随物质，如维生素、生育酚、卵磷脂等，对于皮肤保养有很好的帮助。脂肪酸也是维持人体健康不可或缺的营养素之一，细胞需要脂肪酸来建构细胞膜，整个神经系统也需要脂肪酸帮助传递信息。

现代饮食习惯中多有高温烹饪，已破坏油脂营养成分的活性，因此易让身体无法获取所需的脂肪酸，进而导致各种亚健康问题甚至疾病。每天口服 3 ~ 5 毫升有机冷压初榨植物油，可提升身体机能。

植物油最大的敌人是空气中的氧气，脂肪酸氧化后会产生厨房中常见的酸败味，此时植物油已失去活性，不建议再用来护肤或口服。保存植物油把握"分装原则"，将植物油分装出约 3 个月能用完的量，将原装瓶瓶口擦干净，旋紧放阴凉处即可。放冰箱但每天开关频繁，也会使植物油变质。

———————— 种子类 ————————

覆盆莓籽油 *Rubus idaeus*
含有维生素 E 及胡萝卜素，对于抗老效果良好。它能保护肌肤免受紫外线的伤害，覆盆莓籽油的再生细胞能力与防晒作用也有助于对抗肌肤老化。
除此之外，覆盆莓籽油能美化肌肤，使肌肤恢复活力并有健康的光彩。它既能保湿又不会使人感觉油腻，适合油性肌肤使用。脂肪酸活性较强，易氧化，建议开封 6 个月内使用完毕。

黑莓籽油 *Rubus fruticosus*
抗老化，可让肌肤紧致，恢复活力有弹性的状态。它能帮助滋养、软化以及再生肌肤，同时又减少纹路与皱纹。能加强皮肤对于阳光的耐受度，还能淡化斑点或各种肌肤瑕疵。质地略滋润，适合干性或成熟肌肤使用。脂肪酸活性较强，易氧化，建议开封 6 个月内使用完毕。

南瓜籽油 *Cucurbita pepo*
含有矿质元素，有资料表明口服可强化生殖系统及泌尿系统机能。另外类胡萝卜素对于视网膜也有很好的帮助。维生素 E 则能抗氧化。

葡萄籽油 *Vitis vinifera*
含有原花青素，高效抗氧化，带有葡萄果皮的香气。质地清爽，适合油性肌肤使用。较易产生氧化反应，建议开封 8 个月内用完。

黑种草油 *Nigella sativa*
黑种草油含有精油成分，质地清爽，传统上被用于油性肌肤的镇定与净化，也能抑制粉刺。有资料显示，口服黑种草油对于长期消化不良很有帮助。

红花籽油 *Carthamus tinctorius*

含有 Omega-6 和维生素 K，资料显示，口服可降低血脂。它也可作为按摩油，或舒缓酒糟皮肤及遮瑕。质地清爽，与葵花籽油接近。

葵花籽 *Helianthus annus*

含有丰富的油酸、维生素 A、维生素 D 和维生素 E。能深层滋养肌肤，很适合用于干燥、脆弱、老化与受损的肌肤。在情绪低落时，调和柑橘类或香料类精油按摩可帮助调整心情。

芝麻油 *Sesamum indicum*

渗透性极佳，在印度传统阿育吠陀疗法中是重要的排毒用油。含有不饱和脂肪酸，在皮肤上停留时间较长，保湿效果好，对于保护肌肤免受刺激是非常好的产品。它也能抗氧化并轻度防晒。

月见草油 *Oenothera biennis*

因为特有的脂肪酸组成，有机月见草油对于所有类型肌肤都有保湿与保护的作用。含有 γ-亚麻酸，有修护作用，对于过敏皮肤有帮助。气味比较重，加上质地较为浓稠，因此多与其他植物油调和使用。脂肪酸活性较强，易氧化，建议开封 6 个月内使用完毕。

琉璃苣籽油 *Borago officinalis*

有机琉璃苣籽油富含 γ-亚麻酸，对于皮肤修护有良好效果。有资料显示，口服这种脂肪酸可帮助神经信息正常传导，因而可缓解过敏、经前症候群。气味比较重，加上质地较为浓稠，因此多与其他植物油调和使用。脂肪酸活性较强，易氧化，建议开封 6 个月内使用完毕。

玫瑰果油 *Rosa rubiginosa*

与玫瑰花无关，是由智利野蔷薇果实的种子压榨而成，高效帮助皮肤细胞再生，除疤、淡斑、抗皱、平整纹路都有极佳的效果，是让肌肤维持青春不可错过的选择。脂肪酸活性较强，易氧化，建议开封 6 个月内使用完毕。

———— 果实、坚果类 ————

昆士兰坚果油 *Macadamia integrifolia*

含有棕榈酸这种能保护肌肤的脂肪酸。它适合用来修护皲裂、脆弱的皮肤及预防、消除妊娠纹，还能让干燥、受损的头发恢复光泽。富含坚果气味，香气怡人，有饱满的口感，但作为基底油时，因为气味较浓郁，建议与其他植物油调和使用。

榛果油 *Corylus avellana*

能软化并安抚敏感肌肤，质地特别清爽，不会留有油腻的感觉，有收敛作用，适合油性肤质使用。作为按摩油，它能帮助增加肌肤弹性。

摩洛哥坚果油 *Argania spinosa*

摩洛哥坚果油富含维生素 A 和维生素 E。它以滋润的质地、软化肌肤及抗老化的特性闻名，对于成熟肌肤的再生是理想的用品。

琼崖海棠油 *Calophyllum inophyllum*

有助于纾缓皮肤（如晒伤、发炎及常见的皮疹），也能帮助皮肤细胞再生。这种油在帮助愈合伤口的过程中，被当成预防感染的杀菌剂，对于伤口愈合也很有帮助。含有大量脂肪伴随物质，能缓解酸痛、消解气结。树脂类的成分让它在低温时会从底部开始产生雾状的半凝结状态，用手回温即恢复正常。

杏仁油 *Prunus armeniaca*

对于抗皱、再生、保湿及软化肌肤特别有帮助。延展性好，质地清爽又可让皮肤如丝绸般细致。带有一些杏仁的味道，含有苦杏仁苷，在体内会转化成具神经毒性的氢氰酸，不宜口服使用，涂抹肌肤不会有影响。

甜杏仁油 *Prunus amygdalus*

甜杏仁油延展性好，又很容易被吸收，让皮肤维持柔软细致，是调配身体按摩油时不可或缺的基底油。它对于润肤有极佳的帮助，也有助于平衡肌肤水分。油品气味较浓郁对于按摩油香气讲究者，使用时可能需要和其他植物油调和使用。

荷荷芭油 *Simmondsia chinensis*

它的成分组成和皮脂相似，所以容易被皮肤吸收，是油性肌肤使用者喜爱的产品。它有补水及镇定的作用，并能恢复肌肤活力，对于干燥及成熟肌肤也很实用。其中 70% 是不易氧化的植物蜡，保存时间可长达 3 ~ 5 年。质地顺滑，是挑选护发用品时不可错过的产品。

牛油果油 *Laurus persea*

有良好的穿透力，含有卵磷脂，保湿能力好，适用于极干燥的肌肤。对于希望保持青春、拥有年轻与光泽肌肤的人来说，使用牛油果油每天按摩是必须的。

橄榄油 *Olea europaea*

除了含有大量的不饱和脂肪酸，还有维生素 E 和橄榄多酚，让它能渗透进皮肤深处，提供长效的保湿层，使皮肤保持柔软有弹性。融和橄榄油、海盐，加上两滴有机野生高地薰衣草精油，涂抹全身并洗净身体，就能体验极致的护肤享受。

———————— 胚芽类 ————————

小麦胚芽油 *Triticum vulgare*

含有丰富的维生素 E，能强效对抗肌肤老化。对于皮肤修护与再生也很有帮助，长期涂抹能够让肌肤恢复平整，还能增强肌肤弹性、预防妊娠纹。质地较为滋润，通常会和其他植物油调和使用。

2. 浸泡油

将植物浸泡在植物油中，将有效成分溶解出来，直接涂抹就可以体验到植物芳香分子带来的帮助。也可以和其他植物油调和，或者作为基底油依需求加入精油强化作用效果。

胡萝卜浸泡油 *Daucus carota*
能使肌肤白皙，恢复弹性，淡化斑点，并修护晒伤的肌肤。

薰衣草浸泡油 *Lavandula angustifolia*
薰衣草的气味轻柔，可用于修护敏感肌肤、帮助睡眠、放松肌肉。

圣约翰草浸泡油 *Hypericum perforatum*
有抗炎及镇痛的作用，可以修护晒伤肌肤，缓解肌肉酸痛。也有一些使用者认为能使肌肤白皙，但具有光敏性，避免在晒前使用。

金盏花浸泡油 *Calendula officinalis*
抗过敏，能缓解肌肤发炎、红肿痒的情况。作用强大同时又温和，婴儿的尿布疹、口水疹，或者异位性皮肤炎，它都能给予温柔的支持。

康复力浸泡油 *Symphytum officinalis*
含有尿囊素，可以修护皮肤表层的各种红肿发炎情况，因此也很适用于蚊虫叮咬后的肌肤。

山金车浸泡油 *Arnica montana*
能够缓解关节疼痛，对于拉伤也很有帮助。促进血液循环，所以对于暗沉的肌肤部位有提亮的作用（具轻微毒性，外用安全，但请避开开放性伤口，请勿口服）。

雷公根浸泡油 *Centella asiatica*
具消炎作用，能使肌肤柔软，淡化纹路，并让肤色明亮白皙，紧致肌肤。

附录 4

常见健康问题的芳疗配方建议

1 油性肌肤配方

主要是皮脂腺过度活跃导致，饮食、季节、压力等都会影响皮脂腺分泌油脂。常因过度清洁而造成角质层破坏，形成敏感肌肤，利用纯露＋面油的保养方式，可以让油脂分泌恢复正常。

纯露：
金缕梅（控油效果最强）、橙花（控油效果其次）、百里香、胡椒薄荷、迷迭香、月桂（四者差异不大），可择一或混合搭配使用。

精油：
广藿香 1[①] ＋苦橙叶 2 ＋玫瑰草 3（强力控油）
大西洋雪松 1 ＋迷迭香 2（中度收敛）
天竺葵 1 ＋薰衣草 2（平衡纾缓油脂分泌）

基底油：
荷荷芭油、覆盆莓籽油质地较清爽，不会为油性肌肤带来负担。黑种草油与榛果油则可帮助油脂收敛。

保养方式：
于基底油中加入 3% 的精油，调成面油使用。早晚将纯露喷湿全脸，到快要滴下来的程度，以 2 ～ 3 滴面油与水滴混合涂抹均匀至吸收。若觉得油感太重，可再喷一些纯露，再次涂匀至吸收。

2 干燥肌肤配方

皮肤分泌油脂较少，或因气候干燥使得皮肤细胞缺水，年龄增长也会减少肌肤的保水力。在纯露方面，可挑选能提升皮肤含水度的产品，精油则选用能加强细胞锁水能力的植物，基底油要用包覆感强、质地比较滋润的植物油，填补角质层之间的空隙。

纯露：
玫瑰、茉莉、菩提、薰衣草，择一或混合搭配使用。如果是成熟肌肤，可再选搭永久花、岩玫瑰，加强紧致效果。

精油：
岩兰草 1 ＋依兰 2 ＋薰衣草 4（岩兰草与依兰气味较重，因此比例低，若喜欢这两者气味，薰衣草可以不用加这么多）
茉莉 1 ＋乳香 3 ＋花梨木 5（优雅的气味）
檀香 1 ＋玫瑰 1（经典的护肤配方，可让人容光焕发）

基底油：
玫瑰果油、牛油果油、橄榄油、黑莓籽油、小麦胚芽油、甜杏仁油，择一或混合搭配使用。

保养方式：
于基底油中加入 3% 的精油，调成面油使用。早晚将纯露喷湿全脸，到快要滴下来的程度，以 3 ～ 4 滴面油与水滴混合涂抹均匀至吸收。若补水效果还不够，可用纯露浸湿化妆棉或面膜纸，每天湿敷 10 ～ 15 分钟，之后再进行保养。

如果已经有脱皮甚至发炎的情况，可加入罗马洋甘菊精油缓解炎症，而绿花白千层精油与没药精油可修护脱皮肌肤。基底油中可添加琼崖海棠油，利用树脂类的芳香分子加强作用效果。

注 | ① 精油植物后的数字单位为滴。

3 敏感性肌肤配方

因为环境压力形成的过敏肤质，或是清洁、保养用品过度刺激而造成的。使用温和修护的芳疗产品，逐步将肤况稳定下来。

纯露：
罗马洋甘菊、德国洋甘菊、薰衣草、香蜂草，择一或混合搭配使用，如果易发红但不伴随肿、痒，可添加金缕梅混合使用。

精油：
没药 1 + 德国洋甘菊 2 + 薰衣草 3（过敏发作时可考虑短暂性单用德国洋甘菊）
罗马洋甘菊 1 + 乳香 2 + 薰衣草 3（日常调理或婴幼儿使用）

基底油：
① 金盏花浸泡油（过敏发作时首选）
② 月见草油、琉璃苣籽油、小麦胚芽油质地较为浓稠，不易推开，可搭配其他延展性较好的基底油（如甜杏仁油、荷荷芭油）一起使用。

保养方式：
① 发作时，使用纯露湿敷患处 10 分钟，之后喷洒纯露再抹油，以帮助油脂渗透吸收。严重时先不要使用精油，以免反而造成刺激；过敏加重，可单纯使用纯露加金盏花浸泡油，待状态稳定，再从 1% 浓度开始调配按摩油涂抹。

② 日常保养时，向基底油中加入 3% 的精油，调成面油使用。早晚将纯露喷湿全脸，到快要滴下来的程度，以 2 ~ 3 滴面油与水滴混合涂匀至吸收。

注 | ② 如果是压力引起的内分泌失衡，可参考压力型失眠配方及使用方式；妇科相关的内分泌失衡则参考月经不规律的配方及使用方式。

4 痘痘肌配方

油脂过度分泌，角质排列不规则，再加上细菌感染引起的炎症，除了参考油性肌肤的配方之外，重点在于抗菌及消炎。另外，还有一种情况是内分泌紊乱引起的痤疮，肌肤本身可能不算油，适用的配方也就会不一样。

纯露：
参考油性肤质配方，百里香和玫瑰有不错的抗菌能力，可以混合使用。

精油：
① 杀菌：茶树、百里香、尤加利、迷迭香、绿花白千层
② 消炎：乳香、没药、薰衣草、德国洋甘菊、罗马洋甘菊
③ 平衡内分泌，除痤疮部位外可涂抹全身：天竺葵、快乐鼠尾草、黑云杉、柠檬马鞭草

油脂分泌过多引起的痤疮：
茶树 2 + 迷迭香 2 + 薰衣草 3（痤疮初期，针对杀菌，防止扩大）
乳香 2 + 百里香 2 + 德国洋甘菊 1（扩大后收敛，可消炎、强力杀菌）

内分泌不稳定引起的痤疮：
天竺葵 3 + 迷迭香 2 + 黑云杉 1

基底油：
参考油性肌肤配方。

保养方式：
基底油中加入 3% 的精油，调成面油使用。早晚将纯露喷湿全脸，到快要滴下来的程度，以 2 ~ 3 滴面油与水滴混合涂抹均匀至吸收。若觉得油感太重，可再喷一些纯露，再次涂匀至吸收②。

延伸应用：痘痕

痘痘肌衍生出来的应用，就是淡化疤痕，这时纯露可改用加强含水度的种类（参考干燥肌肤配方），另外再加上帮助皮肤细胞再生的永久花纯露、马鞭草酮迷迭香纯露或薰衣草纯露混合使用，也可将这3种植物的精油加入面油中强化作用效果。基底油可用玫瑰果油、覆盆莓籽油、黑莓籽油、小麦胚芽油，胡萝卜浸泡油也能帮助改善[3]。

纯露：
玫瑰 + 永久花 + 马鞭草酮迷迭香（依气味喜好调配比例）

精油：
永久花 1 + 马鞭草酮迷迭香 2 + 薰衣草 3

基底油：
油性肌肤痘痕：覆盆莓籽油 80% + 小麦胚芽油 20%（覆盆莓籽油较清爽，所以比例较高）
中性肌肤痘痕：玫瑰果油 50% + 胡萝卜浸泡油 50%
干性肌肤痘痕：黑莓籽油 30% + 小麦胚芽油 30% + 玫瑰果油 40%

5 美白淡斑配方

可能因为肌肤含水度不足，皮肤看起来暗沉，或者照射太多阳光使得黑色素活跃，进一步形成斑点。使用纯露与面油护肤，长期可以使肌肤明亮，并减缓黑色素沉淀，甚至使斑点淡化消失。

纯露：
① 美白：玫瑰、茉莉、橙花（较控油，油性肌适用）、圣约翰草（易受环境微生物影响变质，注意保存）
② 提升含水度：玫瑰、茉莉、菩提、薰衣草
③ 细胞更新：永久花、马鞭草酮迷迭香、薰衣草

精油：
① 斑点：芹菜籽、胡萝卜籽
② 美白：玫瑰、茉莉、橙花
③ 细胞更新：永久花、马鞭草酮迷迭香、薰衣草

芹菜籽 1 + 茉莉 2 + 薰衣草 7
橙花 1 + 胡萝卜籽 1 + 迷迭香 2 + 薰衣草 6（偏油性肤质使用）
玫瑰 1 + 永久花 2 + 胡萝卜籽 2 + 薰衣草 5（兼具紧致肌肤功能）

基底油：
玫瑰果油、覆盆莓籽油、黑莓籽油、胡萝卜浸泡油、圣约翰草浸泡油

保养方式：
基底油中加入 3% 的精油，调成面油使用。早晚将纯露喷湿全脸，到快要滴下来的程度，以 3 ~ 4 滴面油与水滴混合涂抹均匀至吸收。

注 | ③ 将植物油混合使用，会比单独使用效果来得更突出，当然也可以单独使用一种。

6 蚊虫叮咬配方

可分成两个步骤处理：驱蚊虫、止痒消炎。驱除蚊虫可将精油加入酒精中制成喷雾，或加入按摩油中涂抹身体。个人经验是喷雾效果比较好，用按摩油涂抹身体可能气味太浓郁自己熏倒。

基础浓度：
50 毫升酒精中可加入 20 滴精油

精油：
柠檬尤加利、柠檬香茅、香茅、胡椒薄荷、穗花薰衣草、迷迭香、天竺葵、大西洋雪松、绿花白千层（可自由选择搭配）[4]

参考配方：
① 柠檬尤加利 2 + 穗花薰衣草 2 + 绿花白千层 1
② 柠檬香茅 5 + 胡椒薄荷 3 + 迷迭香 2
③ 胡椒薄荷 5 + 穗花薰衣草 5 + 天竺葵 3 + 大西洋雪松 2（气味接受度较高，但驱蚊效果差一些）

7 睡眠障碍配方

压力型失眠
若是因情绪紧张造成的失眠，可用精油熏香，或调按摩油涂抹身体。

① 轻柔的味道：
佛手柑 3 + 花梨木 2 + 薰衣草 1
天竺葵 3 + 甜马郁兰 3 + 薰衣草 2

② 甜美的味道：
安息香 1 + 甜橙 5
甜橙 7 + 茉莉 1 + 薰衣草 2
黑云杉 3 + 甜马郁兰 2 + 依兰 1

③ 较深沉有层次的味道：
岩兰草 1 + 依兰 1 + 甜马郁兰 4 + 薰衣草 2
苦橙叶 2 + 薰衣草 3 + 佛手柑 3
檀香 1 + 岩兰草 1 + 乳香 2 + 黑云杉 2 + 花梨木 4

除此之外，还可以在睡前喝一些橙花、菩提、薰衣草、罗马洋甘菊、德国洋甘菊等帮助放松的纯露。用熏香或抹油的方式帮助自己。

浅眠
若是入睡没有困难，但是很容易醒来，可考虑多使用根部类精油，以增加安全感，也帮助我们睡得更沉稳。

岩兰草 2 + 薰衣草 3 + 天竺葵 1
欧白芷根 1 + 岩玫瑰 1 + 茉莉 2
缬草 1 + 依兰 4 或缬草 1 + 天竺葵 6
缬草 1 + 茉莉 2

注 | ④ 如果依旧被蚊子咬，可用纯正薰衣草 1 + 胡椒薄荷 1，调成 5% 按摩油涂抹叮咬处，可以止痒消炎；基底油可考虑康复力浸泡油或琼崖海棠油，搭配效果更佳。其他精油还可以考虑使用消炎用的罗马洋甘菊、乳香、没药精油，与有清凉感可止痒的冬青白珠树精油。

疲劳过度睡不着

当我们大脑运转过度，也会很难入睡，这时候除了选择能帮助放松的精油，还可以点缀一些具提振效果的精油一起使用[5]。

岩兰草 1 + 迷迭香 1 + 薰衣草 3 + 佛手柑 3
苦橙叶 1 + 甜罗勒 1 + 依兰 2 + 佛手柑 4
广藿香 1 + 胡椒薄荷 1 + 大西洋雪松 2 + 天竺葵 4

8 提升工作效率配方

有需要好好睡觉的时候，当然也就会有需要好好使用大脑的时候。可以利用熏香、涂按摩油或喝纯露的方式，来集中自己的注意力以及脑袋的工作效率。

精油[6]:
① 接受度高的气味：柠檬 1 + 胡椒薄荷 2
② 如同身处森林中：柠檬 2 + 迷迭香 1 + 欧洲冷杉 2
③ 清新中带甜味，是我写作的伴香：月桂 + 艾草 + 香桃木
④ 爽朗开心的气味：穗花薰衣草 2 + 玫瑰草 1 + 甜橙 3
⑤ 兼具帮助消化作用，可能刺激食欲：葡萄柚 3 + 迷迭香 2 + 柠檬香茅 1

纯露:
可使用百里香纯露、迷迭香纯露、柠檬马鞭草纯露、香蜂草纯露、胡椒薄荷纯露、月桂纯露，加一点到水中，每次喝水时都激励一下自己。

注 | ⑤ 具提振作用的精油比例不要太高，通常加1～2滴即可；且通常在这种状态下喝橙花或迷迭香纯露，很快就能进入睡眠模式。
⑥ 以下配方可调成浓度5％～10％的按摩油涂抹太阳穴、肩颈处以加强效果。

9 感冒配方

在觉得嗓子不舒服的初期阶段，可以饮用沉香醇百里香纯露来增强免疫力，避免后续症状加重。如果身体正在抵抗病毒，一方面可以考虑杀菌，另一方面依不同症状，搭配对应的精油。

精油：
① 杀菌：百里香、茶树、尤加利、迷迭香、薰衣草、罗文莎叶、绿花白千层
② 呼吸道堵塞：杜松、丝柏、香桃木、花梨木、黑云杉、胶冷杉、大西洋雪松
③ 消除黏液（鼻涕、痰）：穗花薰衣草、尤加利、迷迭香、乳香、没药、安息香
④ 肌肉酸痛：薰衣草、甜马郁兰、依兰、广藿香
⑤ 发烧：罗马洋甘菊、德国洋甘菊、薰衣草、柠檬马鞭草、香蜂草、胡椒薄荷（饮用纯露也可以带来很好的帮助）

参考配方
茶树 1 + 薰衣草 1（调油或加入热水中吸嗅）
尤加利 1 + 罗文莎叶 1 + 绿花白千层 1 + 黑云杉 2 + 乳香 2（帮助通畅呼吸道并使呼吸深长）
罗文莎叶 1 + 花梨木 2 + 薰衣草 1 + 尤加利 1（睡前可用罗文莎叶、花梨木、薰衣草的组合，以免太过提振精神而不易入睡）

10 过敏性鼻炎配方

由于起因源自于过敏，于是缓解过敏是首要任务，其次，可搭配能增强呼吸系统机能的精油，才算是比较全面的调理。

正在发作时：
摩洛哥蓝艾菊 1 + 丝柏 2 + 薰衣草 2（因为蓝艾菊的关系，会略带一点清凉感）
德国洋甘菊 2 + 尤加利 1 + 香桃木 2（有中药的气味）

日常调理：
罗马洋甘菊 1 + 薰衣草 3 + 罗文莎叶 3
罗马洋甘菊 1 + 乳香 3 + 胶冷杉 4

保养方式：
调成 5% 按摩油涂抹呼吸道外侧皮肤，并加强鼻翼两侧按摩。平时也可以饮用洋甘菊纯露与树木类的纯露来保养身体。

11 气喘配方

因为环境变化或情绪压力引起的呼吸困难，一方面在平时使用纾压的精油使身心稳定（参考睡眠障碍配方），另一方面在发作时，可使用抗痉挛的精油舒缓。吸嗅或涂抹都会有帮助。

保养配方：
乳香 2 + 花梨木 3 + 薰衣草 1（既可平稳情绪，又能舒缓呼吸系统）
安息香 1 + 胶冷杉 3 + 甜橙 3（较为甜美的气味）

紧急处理：
苦橙叶 1 + 快乐鼠尾草 2 + 薰衣草 3（气味比较沉）
罗马洋甘菊 1 + 薰衣草 3 + 佛手柑 4（气味比较轻盈）

12 消化不良

如果是消化系统功能低下，用果实、香料类的精油调成按摩油涂抹腹部会有所改善。如果是因为情绪紧张引起的消化不良，口服橙花纯露、柠檬马鞭草纯露、香蜂草纯露也很不错[⑦]。

参考配方：
甜橙 1 + 肉桂 1（又甜又暖）
柠檬 1 + 绿薄荷 1（清新解腻）
迷迭香 1 + 胡椒薄荷 2 + 月桂 3（食指大动）
甜茴香 1 + 月桂 2 + 甜橙 3（消除饱腹感）
山鸡椒 + 黑胡椒（加速消化）

注 | ⑦ 若是长期便秘，口服植物油会有效改善。

13 肌肉酸痛配方

单用药草浸泡油的效果就很不错，如山金车浸泡油、圣约翰草浸泡油，或本身有芳香成分的琼崖海棠油帮助也很大。若能加上精油，作用效果更好，如扩张微血管的甜马郁兰精油、依兰精油；能消除乳酸堆积的柠檬香茅精油、柠檬尤加利精油；促进血液循环的黑胡椒精油、姜精油、肉桂精油、丁香精油；可镇痛的冬青白珠树精油。另外，还有月桂精油、广藿香精油、玫瑰草精油，可促进身体代谢。

参考配方：
薰衣草 3 + 甜马郁兰 3 + 依兰 1（适合睡前使用）
柠檬尤加利 1 + 姜 2 + 月桂 3（促进血液与淋巴循环）
广藿香 1 + 玫瑰草 3 + 依兰 1 + 柠檬香茅 2（运动完之后按摩，减少乳酸堆积）
冬青白珠树 2 + 柠檬尤加利 3 + 依兰 1（缓解酸痛）

保养方式：
以不刺激肌肤为前提，调成 7% ~ 10% 按摩油涂抹酸痛的部位。

14 排水、排毒配方

很多人都希望自己的身体能够再瘦一点，其实每个人最美的样子不见得都是纤细骨感。使用芳疗或许真的能帮助身材更接近心目中理想的样子，但我觉得更特别的是，它可以帮助我们看见、接受专属自己的美丽。

水肿：
如果身体有水肿的情况（并非所有的肿都是水肿，手指压下去后，皮肤很久才回弹就是水肿），杜松精油、丝柏精油、大西洋雪松精油、天竺葵精油、胡萝卜籽精油、葡萄柚精油、广藿香精油、甜茴香精油都可以促进水分代谢。

排毒：
可以考虑月桂精油（加强淋巴循环）、胡萝卜籽精油与芹菜籽精油（加强肝脏解毒功能）、胡椒薄荷精油（肠道排毒）、鼠尾草精油（净化）。

参考配方：
丝柏 + 天竺葵 + 葡萄柚（排水）
大西洋雪松 + 月桂 + 胡萝卜籽（排水、淋巴、肝脏加强三合一）

保养方式：
以 5% ~ 10% 的浓度调成按摩油，涂抹在希望加强排毒的部位[⑧]。

注 | ⑧ 另外，也可依需求口服上述提到的植物纯露，饮用21天休息7天，进行全身的净化排毒疗程。

15 痛经配方

因为子宫过度收缩造成的疼痛，可用抗痉挛的精油调成按摩油涂抹腹部，并热敷加强舒缓效果。

参考配方：
苦橙叶 2 ＋快乐鼠尾草 3 ＋薰衣草 3
（适用于性格内向的人）
罗马洋甘菊 1 ＋薰衣草 3 ＋佛手柑 4（轻盈甜美的气味，如果是初经没多久就有的痛经状况，此配方能缓解因跨入不同人生阶段而产生的焦虑）
永久花 1 ＋豆蔻 2 ＋薰衣草 3（永久花能帮助净化、排出经血，减少子宫收缩排血的负担。豆蔻与薰衣草帮助放松与解除痉挛）

日常保养：
薰衣草 1 ＋甜马郁兰 1 ＋天竺葵 2 ＋快乐鼠尾草 2
（镇定纾缓紧张情绪，天竺葵与快乐鼠尾草还能平衡妇科相关内分泌，让痛经不容易发生）
永久花 1 ＋肉桂 2 ＋甜茴香 2 ＋天竺葵 5（特别适用于平常嗜吃冰冷寒凉食物的人）

保养方式：
调成 5％按摩油涂抹在下腹部。如果有腰酸、头痛等经前症候群，可扩大涂抹范围到腰部、肩颈、头部。

16 月经不规律配方

妇科相关的内分泌不稳定，花朵类的精油都会有帮助，另外如天竺葵精油、快乐鼠尾草精油、丝柏精油、甜茴香精油也能帮助平衡内分泌。黑云杉精油、马鞭草酮迷迭香精油、柠檬马鞭草精油则能调整整体内分泌。如果是时差造成的经期紊乱，可以加入葡萄柚精油。

参考配方
天竺葵 3 ＋丝柏 2 ＋黑云杉 2（兼有加强水分代谢的功能）
快乐鼠尾草 3 ＋马鞭草酮迷迭香 3 ＋葡萄柚 2（适用于时差造成的经期失调）
依兰 1 ＋天竺葵 3 ＋快乐鼠尾草 2（接受自己的女性身份，依兰可用任何花朵类精油替换）

保养方式：
调成 5％浓度按摩油，每日涂抹下腹部。

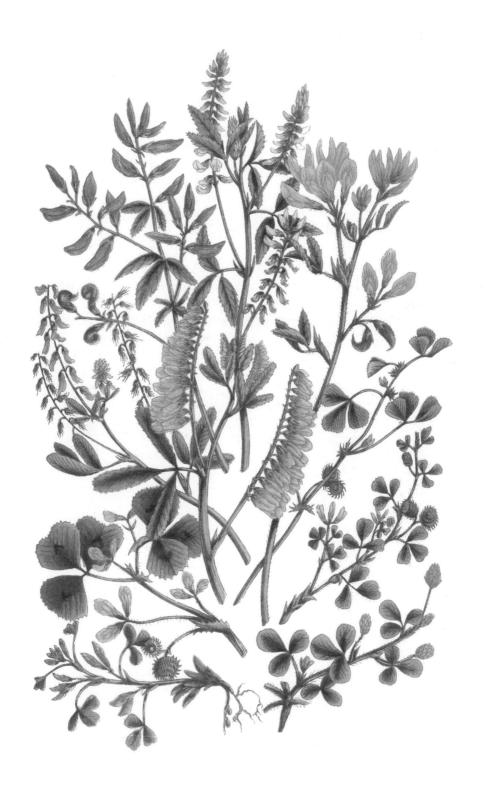

图书在版编目（CIP）数据

生活里的芳疗小百科 / 陈韦瑄著 . — 北京：中国轻工
业出版社，2020.1

ISBN 978-7-5184-2640-9

Ⅰ . ① 生 … Ⅱ . ① 陈 … Ⅲ . ① 香 精 油 － 疗 法
Ⅳ . ① R459.9

中国版本图书馆 CIP 数据核字（2019）第 186132 号

责任编辑：钟　雨　　　责任终审：劳国强　　封面设计：锋尚设计
版式设计：锋尚设计　　责任监印：张　可

出版发行：中国轻工业出版社（北京东长安街6号，邮编：100740）

印　　刷：北京富诚彩色印刷有限公司

经　　销：各地新华书店

版　　次：2020年1月第1版第1次印刷

开　　本：710×1000　1/16　印张：14

字　　数：270千字

书　　号：ISBN 978-7-5184-2640-9　定价：68.00元

邮购电话：010-65241695

发行电话：010-85119835　传真：85113293

网　　址：http://www.chlip.com.cn

Email：club@chlip.com.cn

如发现图书残缺请与我社邮购联系调换

191002S6X101ZYW